生命倫理について考える

江川　晃
嘉吉純夫
葭田光三
著

AN21 研究シリーズ
No. 3

文眞堂

には反抗してきたが，敬虔なクリスチャンであり，かつ哲学者でもあった。しかし，18 世紀以後，ディドロやフランス啓蒙主義者たちは，コペルニクス，ガリレオ，ニュートンの仕事の中から，宗教的色彩を消し去り，自然科学をそのようなものとして特色付けたのである。現代の科学・技術はこの延長線上にあり，さらに科学の細分化に伴い，かつて 17 世紀に存在した科学者＝哲学者という図式から哲学・倫理的素養が薄らいでいったのである。

たしかに現代においては，科学・技術に頼らず生きていくことは不可能であるし，それでは時代錯誤になりかねない。そうであれば，科学・技術というシステムをうまく使いこなしていく以外にない。つまり経済第一主義と結びついた科学・技術崇拝に陥らず，科学・技術を社会的かつ個人的にコントロールする能力を蓄積していく必要があろう。

科学・技術の正しい使用は人類の福祉貢献に欠くことはできない。見逃してはならない点は，科学・技術が本来の役割を忘れ，我が物顔で幅を利かすことである。したがって，科学・技術を，本来の秩序，調和の世界へと引き戻し，それをあるべき位置に据え直していく必要がある。そのためには，哲学的・倫理的思索により英知を鍛えることが重要である。

単なる専門に埋没する科学探求のあり方が，現代社会を崩壊へと導く環境・生命・情報の問題を惹き起こしてきている。われわれは，哲学の心を持った科学・技術をもとにして，文明への「挑戦」に対し「応戦」していかなければならない。この「哲学の心を持った科学・技術」を現実的・実践的で，より持続可能なものにするには，新たな優れた教育プログラムが必要である。それは科学・技術教育と哲学教育・応用倫理教育とをドッキングさせる文理融合型の教育システムの構築であろう。そのことを通じて現在の科学・技術は，未来において人類の生存のための真の科学へと転換するのであろう。

本書は，以上のような観点から生命倫理について考えてみた。なお，第 1 章は嘉吉純夫氏，第 2 章～第 4 章は江川晃，そして第 5 章，第 6 章は葭田光三氏が執筆担当した。各章の内容については，以下のとおりである。

第 1 章「現代における倫理的判断の難しさ」では，われわれ現代人が，一人一人，自分の内面について，研ぎ澄まされた倫理観をさらに練磨する必要

まえがき*

本書の主な目的は，現代の倫理的判断の難しさや生命倫理の代表的な問題，なかんずく臓器移植法改正，そして，そこに漂う死生観の変遷について，文理の壁を越えて，縦横に思索することにある。

現在，日本を含めて，世界の人間のシステム（経済・科学・教育 etc.）が，構造的危機に直面しているのではなかろうか。フランスの哲学者，アンドレ・コント・スポンヴィルは『資本主義に徳はあるか』において「現代社会は，専門知識をそなえた技術を有した人々たちの横行を，内部から抑制する力を持っていない」と述べている。例えば現代の憂慮すべき現象として，科学技術の無節操な発展と経済的人間の貪欲な欲望から引き起こされた「地球温暖化問題」，さらには，擬制経済から生まれた「サブプライム問題」等の原因も，その一点に収斂するように思えてならない。

人間社会に価値をもたらすと信じられて来た科学・技術の方法論が，もはや通用しなくなっているという証拠を，社会や自然が我々人類に突きつけているのではないか。かつて，A. トインビーが指摘したように，もはや人類の生き残る道は，現代の社会や自然からの「挑戦」をいかに乗り越え，それにいかに「応戦」していくのか，ということにかかっているのであろう。

では，この「応戦」とはいったい何であろうか。そのひとつの方法は，20 世紀後半，飛躍的に進歩してきた科学・技術と人間社会との境界に新たに出現した生命倫理的問題に，V. R. ポッターが言うように，未来への懸け橋として人類の生き残りをかけて，どう解答し，そのことに対して持続的にどう実践していくかということを真摯に考えることである。

18 世紀以前，現代で言うところの科学・技術は「自然哲学」と呼ばれていた。つまり，その当時においては科学者＝哲学者であった。17 世紀の科学革命をなしえたコペルニクス，ガリレオ，ニュートンにしても教会の教えがある。しかし，生命倫理はいまだ試行錯誤の段階である。そこで，まず混迷する現状と現代における倫理的判断の難しさを，代理出産，生殖医療，臓器移植，さらには安楽死等の例により検証・確認している。

第2章「現代生命倫理の諸問題」では，現代において，科学技術の進歩に伴って生じた生命倫理上の代表的な問題を，多少新たな観点を導入しつつ，わかりやすく具体的にコンパクトにまとめている。たとえば，以下の項目である，1　ヒトゲノムの倫理的問題，2　人工授精（AID）とデザイナー・ベビー，3　代理母出産，4　出生前診断，5　脳死・臓器移植，6　安楽死と緩和医療　について論じた。

第3章「クローン・ES細胞・iPS細胞（再生医療の倫理）」では，各々の技術の作成方法とそれぞれの関連性およびそこから生じる倫理的問題について考える。ES細胞の研究はクローン技術と密接に関係することにより，再生医療という新たな分野として発展させた。クローン人間からの臓器作製という倫理的問題からは解放されたかに見得るが，ここでは，生命の萌芽である「クローン胚の破壊」という新たな倫理的問題が発生している。2006年，京都大学の山中伸弥教授らのグループによって，世界初の人工多能性幹細胞(iPS細胞)が作られた。「胚の破壊」という倫理的問題の抜本的解決に繋がりうることから，再生医療の実現に向けて，世界中の注目が集まっている。しかし，はたして本当にそこには倫理的問題は生じえないのであろうか。

第4章「脳科学と生命倫理（脳倫理)」では，生命倫理学のテーマを，脳神経科学の観点から採り上げ，脳や中枢神経系が関わるものを扱う脳（神経）倫理学について論じた。そこでは，まず「脳神経科学と生命倫理学」について，つぎに「脳倫理と自由意思」の哲学的問題や「脳画像技術と倫理的問題」について考察した。

第5章「日本人の葬制と死生観」では，「人は死者を葬送する唯一の動物である」という観点から，日本人の死生観の大きな変容について焦点を当てている。長年続いてきた民族的死生観が，近年の家族間や価値観，宗教観の変化のため変更を余儀なくされている。この章では，日本の死生観の歴史的変遷を辿ることにより，葬送への言及を通じて，日本人の死生観や他界観およびその変遷を述べている。

第6章「脳死と臓器移植」では，2009年7月に成立した臓器移植法案改正案について掘り下げ，脳死と臓器移植についての問題の変遷について論じている。それまでの「臓器移植法」では，臓器移植をするときに限って，「脳死を人の死」とし，それ以外は「脳死は死ではない」とするものであった。しかし，この改正案は，「脳死を人の死」と認め，15歳以上の年齢制限を撤廃した。改正案の施行は1年後と目されるが，この改正案が施行されても，臓器移植が増加するかということに疑問が投げかけられている。したがって，この章で議論される主要なテーマは，日本においては，脳死臓器移植がなぜ少ないのか，また，脳死臓器移植の増加がなぜ疑問視されなければならないのか，という問題である。

21世紀を迎えてすでに10年近くが過ぎようとしている。生と死は人類にとって永遠のテーマであろう。科学の発展は，優れた医療技術を生み出した。しかし，そのことが必ずしもわれわれの幸福に結びつかないことに問題があろう。ドイツの哲学者，ハーバーマスは，「科学技術は我々の生活世界を植民地化するイデオロギーとなりつつある」と主張した。はたして，医療という生活世界も科学技術に，植民地化されてしまったのであろうか。技術は医療に利用され，われわれの健康と福祉に貢献することで，善なるものとなる。われわれが，いま，技術の発展から由来する「生と死」という「生命倫理について考える」ことは時代の要請であろう。

最後に，本書の出版が遅れた原因は，ひとえに著者の一人である江川の多忙と怠惰によるものである。文眞堂の前野隆氏のご尽力に，心よりお礼を申し上げる。また，本書が学生諸氏にとって生命倫理入門となれば幸甚である。

＊本書は，平成19年度日本大学文理学部人文科学研究所共同研究（「文理融合の制度化に関する実践的研究」）の研究成果の一部である。なお，本共同研究における他の研究成果に関しても，今後，順次出版して行く予定である。

平成21年10月16日

湘南にて

江川　晃

目　　次

AN21 研究シリーズ

No. 1 『経済・生命・倫理』
No. 2 『Excel で学ぶ情報処理』
No. 3 『生命倫理について考える』
No. 4 『危機管理：新たな疾病との戦い』

第1章
（序説）現代における倫理的判断の難しさ

近年〈生命倫理〉，〈環境倫理〉，〈技術者倫理〉等々「〜倫理」という言葉を耳にする機会がにわかに増えてきた。それは，科学技術文明の加速度的な進展によって次々に派生してくる様々な事態や問題に対処するために，まさに全人類規模での倫理観の再構築が喫緊・不可避の課題として要請されているという緊迫した現実を反映している。別面から言えば，われわれ現代人一人一人が，他ならぬ自分自身の内面において研ぎ澄まされた倫理感を錬磨することを要請されているのであって，それは現在先進国において生を送る者すべてが負うべき不可避的な責務であると言ってよい。本書は，しばしば「生命倫理」として括られる倫理上の新たな領域に踏み入り，次章以下，逐次その実状を踏査・考究してゆくわけであるが，この領域は倫理学の歴史においては言わばデビューしたてのニューフェイスであり，したがって未だ試行錯誤の段階にあって万人の納得と賛同が見込めるような確たるガイドラインは確立されていない。そこで，筆者もこの第1章において，まずはそうした混迷する現状と現代における倫理的判断の難しさを，いくつかの具体的な実例によって検証・確認することにしたい。

＊

最初に，ひとつの典型的な例として「代理出産」の問題を取り上げてみたい。体外受精等の生殖医療の発達によって，今や，他の女性の子宮を借りて子供を出産することが技術的に可能になっており，未だ数はそれほど多くはないにせよ，現に公然と行われた事例がいくつも公表・報道されるところとなっている。こうした遺伝上の実子を得るためだけに行われる〈貸し腹・借り腹〉は，かつてはまったく考えられなかったものであり，その点では紛れもなく科学技術の成果のひとつであり，子宮にトラブルがあって子を産みたくとも妊娠・出産できない女性にとっては，その恩恵に浴せるというのはまさに福音であるにちがいない。

しかしながら，こうした代理出産に対しては，当然のことではあるが，「どうしても自分の（自分たちの）遺伝子を受け継ぐ子供が欲しい」という利己的な欲求を満たすためにだけ他の女性を（それもその子宮だけを!）言わば出産マシーンとして利用することが許されるのか，という倫理的問題が提起されている。そもそも，代理出産を望む夫婦は，果たして生まれてくる子供のことをどこまで考えているのであろうか。代理出産によって誕生した子供には，産みの母と遺伝上の母という二人の異なる母親が存在することになるのであるから，その子は将来必ずやみずからの出自について深刻に悩むことになるであろう。第一，それ以前の問題として，そこにはまず戸籍という法的な問題が立ち現れる。すなわち，母子関係は分娩によって成立すると規定するわが国の法律に従えば，実母として認定されるのはあくまでその子供を出産した女性であるから，その子は代理出産を依頼した当の夫婦間の実子としては認められないということになってしまうのである。

では，法律の規定をゆるめて，代理出産を依頼した女性（遺伝上の母）をも実母の有資格者とみなせるようにすればよいかというと，そうはいかない。産み出した母親と遺伝上の母親とどちらを実母としても構わないということになったら，それこそ法的，社会的な大混乱を招く。そもそもその場合，どちらを実母とするかを決定する権利は誰に属し，誰がその責任を負うのだろう。自然本来的に実母は一人である。実母になりうる候補の女性が二人存在するというのは不条理であるし，と言って，現行の法律を変えて，出産した女性ではなく遺伝上の母を唯一真正の母として法的に認定するというふうに原則を変更するとしたら，それこそとんでもないことになる。そのように規定すると，出生届を提出する夫婦にはすべて，親子そろってのDNA鑑定が義務づけられることになり，鑑定書によって保障されない限り一切の出生届は受理されないということになりかねない。将来みずからの出自を知ることになる子供の困惑と，代理出産が横行することによる社会的秩序の混乱（例えば，もし代理母が依頼者への子供の引き渡しを拒んだらどうなるのであろうか!?）を考えると，代理出産を法的に認容することは問題であると言わざるをえない。

それにまた，代理母の生命の安全を完全に保障することはできないという医学上の難点もある。そもそも妊娠・分娩にあたっては不可避的に母体に生命の危険が伴うのであるから，万一の際の補償を誰にどれだけ負わせるか，といったシビアな問題が派生する。それが，ボランティアの女性の善意の貸し腹であった場合，その補償の責任は代理出産を依頼した側にあるのか，それとも代理母を引き受けた当の女性の自己責任なのか，さらに言えば，はたして妊娠・出産にともなうリスクを知りながら医療行為という名のもとに当事者ではない第三者の女性を懐胎させた医師には何の責任もないのか……。

ボランティアではなく，第三者の女性が経済的な報酬と引き換えに貸し腹を行なう場合はもっと問題である。たしかに，その場合は契約書を交わすことによって依頼者への子供の引き渡し拒否の問題や，万一の場合の法的な補償の問題はクリアされるかもしれないが，しかし今度は必ずや別の社会的問題が生じてくるであろう。金銭の授受の伴う代理出産が横行すれば，いずれ貸し腹の報酬を当てにして生きる女性や，さらにはそれを生業とするプロの女性が出てくることになるであろうし，ひいては仲介料目当ての斡旋業者が世に蔓延ることにもなるであろう。おそらくそこに現出するのは臓器売買の場合と同じ構図，すなわち，富める者が金銭に窮する貧者の人体の一部を買いあさるという倫理的・社会的にまことに好ましくない構図である。また，代理出産が公認されると，みずからの腹を痛めないで実子を得ることが社会的に承認されることになるのであるから，分娩の際の生命の危険を回避するために，あるいは妊娠期間中の不便・苦労を避けるために，金銭とひきかえに代理出産してくれる女性を募集・雇用するといったような不純で卑劣な(?) ケースが出てくることも懸念される。思うに，そもそも貸し腹・借り腹をするという行為は，貸家・借家とはまったく意味の異なる行為ではなかろうか。家屋はしばしば不動産業者が口にするようにまさに〈物件〉であり，市場価値を有するがゆえに売買・取引・賃借の対象となっているが，しかし，子宮は〈物件〉ではないだろう。生命ある人間の人体やその臓器が物件だとすると，人身売買（新生児の売買や奴隷の売買）も臓器売買も管理売春も，ひいては精子や卵子や受精卵の売買なども，すべて無際限に全部 OK ということになりかねない。

それでは，代理出産を，あくまで子宮に問題があって子供を産む事ができない女性に限って認め，子宮を提供して代理母となることのできる資格をその女性と血縁関係のある近親者の女性（実母や実姉や実妹）に限って認めるということにしたらどうであろうか。しかし，そうすると今度は，近親者に代理母を引き受ける資格のある女性がいる場合と，たまたまそうした女性が現存しない場合とで，著しい不公平が生じることになる。「血縁関係のある」という条件を外せば，夫の側の姉妹も対象となって可能性がかなり広がるが，例えば夫の妹に借り腹をする（自分たち夫婦の精子と卵子を体外受精させた受精卵を夫の実妹の子宮に着床させ，妊娠・出産させる）と，産まれてくる子供は，法的には兄妹間の近親相姦の子という事になってしまう。「血縁関係のある」という制限を維持しても，例えば，子宮にトラブルのある実の娘に代わって娘夫婦の子供を代理出産した女性がいるとすると，彼女は，生物学的には自分の孫を生んだことになり，法的には自分の子を生んだことになる（子供から見れば，彼女は法的には実母であり，生物学的には祖母であるということになる）。このような事態は，家族にとって最も大切な人間関係を錯綜・混乱させてしまうので明らかに好ましくない。ついでに言うと，もっと恐るべきは，むしろ逆のケースであって，或る時点で何らかの理由で子宮を失った既婚の女性が，自分自身の娘に代理出産を依頼した（自分の夫の卵子と自分自身の卵子とを体外受精させて受精卵をつくり，それを自分の実の娘の子宮に着床させ，妊娠・出産させた）という場合を想定すると，彼女は生物学的には自分の実子であるその子を法的には孫になる赤ん坊として生んだことになり，代理出産を引き受けた娘にいたっては，何と生物学的には自分の実弟もしくは実妹であるところのその子を法的には実子として生んだことになってしまうのである（しかも，産まれてくるその子にとっては，父親はあくまで法律上・形式上の父にすぎず，祖父こそが正真正銘の遺伝上の父ということになってしまう!!)。

さらに言うと，精子や卵子や受精卵を冷凍保存する技術を駆使すれば，実に〈みずからの両親の世代の人間を産み出す〉という自然的にはあり得ないケースも可能となる。すなわち，老いた夫婦が，冷凍保存していた若い頃の自分たちの精子・卵子を体外受精させてその受精卵を（あるいは冷凍保存していた自分たちの受精卵を）若い孫娘の子宮に着床させ，子を産み出すというケースである。この場合，その孫娘は遺伝的には祖父母の子を（すなわち実母の弟あるいは妹であるところの叔父もしくは叔母を）自分の子として生むということになるのである。同じく，自然状態ではまったくありえない〈死者が父親になる〉というケースも起こりうる。妻が亡き夫の精子を使う場合である。夫が生前に精子を冷凍保存していたとすれば，妻がそれを使って受胎・妊娠することは十分に可能であり，この場合産まれてくる子の父はとうの昔に死んでしまっているのであるから，戸籍上死亡によってすでに抹消されている人物が言わば生き返って（!）父親として子を成したことになってしまう。実に死者が子を産んだということになるのである。

こうなると，自然の秩序も社会的な秩序ももはや滅茶苦茶である。世間的には，子の得られない夫婦には代理出産を認めてあげてもいいのではないかという同情論が優勢であるようだが，学術関係者の間では反対論が強く，しばしば法的に禁止せよという提言がなされるのも，以上のような事情に基づいている。倫理学者の端くれである筆者もまた，善意のボランティアによる貸し腹・借り腹にせよ，金銭的な報酬を伴う貸し腹・借り腹にせよ，血縁者に限定した貸し腹・借り腹にせよ，みずからの幸福のために何がなんでも実子が欲しいという盲目的なエゴイズムに基づく代理出産を社会的・倫理的に承認することには，どうしても慎重にならざるをえないのである。

＊＊

ところで，人間の生命や生殖に関して何らかの操作を加えるにあたっては，「医の倫理」が問われていることにも注意を促したい。医学上の技術の進歩によって，医療技術者は「やる気になれば何でもできる」という〈神の領域〉に踏み込みつつある。上記の代理出産もそのひとつの事例であるが，その応用は「クローン人間の作製」や「細胞の老化・劣化防止技術の確立による人体の不老不死化」など，もっと重大な結果を招来する可能性を孕んでいる。それは，人間存在の自然本来のあり方を蹂躙する危険性を伴い，また医学・医術の本来的な任務をも逸脱せしめる傾向性を有している。宗教的な立場は敢えて顧慮しないことにしても，われわれの内には，自然本性に反したり自然の秩序を破壊したりすることに対する本能的な不安感や漠然とした危機感が確かに潜んでいる。因みに，筆者もその点を重視する者であり，少なくともこうした生命倫理的な領域においては，基本的に古代ギリシアの代表的な哲学者アリストテレス（前384～322）が『自然学』において表明している考えに従って，「一般に，技術は，自然が仕上げられなかったところのものを完成させ，自然が成し遂げたところのものを模倣する」（199A）という立場を守りたいと思っている。アリストテレスは，別の書物においても「技術や教育は，どのようなものにせよ，自然のし残したことを補完することを目的としている」（『政治学』1337A）と規定している。読者諸兄に強制するつもりは毛頭ないが，こうした観点からすれば，不妊症の治療のために体外受精等の技術を適用することは〈自然の補完〉というこの原則に適っているとみなされるから可，代理出産は〈自然のし残したことの補完〉とは言い難く，医者がそれを行なうことは病気の治療という医療の本来の職分を逸脱している（不妊症の「治療」とはみなされえない）から不可，となるであろう。

しかしながら，実を言えば，何をもって自然的とし，どの線を越えると不自然とするか，という判断基準を確定することは，実際的にはきわめて困難であると言わざるをえない。例えば，体外受精における受精卵の着床前診断に関して言うと，これを男女の産み分けに利用することは，明らかに自然の摂理の崩壊につながる行為であり，医学的な治療とも言えないから不可，と判断できようが，しかし，この技術を重大な遺伝病の予防のために利用することについては，簡単にその是非を判定することはできない。なぜなら，何らかの遺伝病の因子を受け継いでいるからと言って，その受精卵を捨てて健全な遺伝情報をもつ受精卵のみを選んで着床・妊娠させることは，まさに生命の選別であり，現にその遺伝病に苦しんでいる人々に対する差別を助長することになりかねないから，その点では否定すべきであるということになるかもしれないが，しかし，遺伝病の予防という観点に立てば，純然たる医療行為の一環として理解することができるし，また代理出産の場合とは異なって，当事者が切実な気持ちでそれを望むことを過度のエゴイズムとみなすこともできないからである。これを，〈自然の摂理に対して反旗を翻す行為〉とみなして拒否するべきか，それとも〈自然が不完全のままに残したことに対する有益な補完〉とみなして肯定するべきか，その判定はきわめて難しいと言わざるをえないし，また，病気の治療という医術の本領を逸脱しているかどうかについても，その認否はまことに微妙であると言わざるをえない。

実際，われわれのまわりには，医学に携わる人々が，一方で人工授精を行ない，他方で妊娠中絶を行なっているという矛盾した現実，正否の判断に苦しむ微妙な現実が存在している。たしかに人工授精は自然的な医療行為であるとは言い難いけれども，しかし，（突飛な想定だと嗤われるかもしれないが），今後おそらく，人類は文明の進展にともなって漸次野性を失い，次第に生殖能力を減じてゆくであろうから，その暁には誰もが人工授精によって子づくりをせざるをえなくなるかもしれないのである（そうなると，先に筆者が否定した代理出産も，人類存続のために必要不可欠な手段としてむしろ大いに奨励されることになるのかもしれない!?)。また，それ自体としては反自然的行為である妊娠中絶も，一種の必要悪として承認せざるをえないケースがあるのであって，例えば，不幸にも未成年の女子が暴行を受けて妊娠してしまった場合などを考えると，医術の本領を逸脱する行為として堕胎を一律に禁ずることは必ずしも適当とは言えないのである。〈自然的か反自然的か〉という区別をあまりにも厳格に行なってしまうと，避妊具を用いた受胎調節ですら，反自然的な行為として罪悪視されることになりかねないであろう。さらに言うと，広い視野に立って考えれば，通常自然に対して対立するものと捉えられがちな人工の技術も，或る意味では自然的なものであって，人為的に自然を改変する行為ですら自然的行為であると見ることもできるであろう。元来，太古の地球に生命が誕生したのも自然の為せる技であり，その原始的な生命が進化して人類という知的存在へと発展したのも自然の為せる技であるし，知性を発達させたその人類が，その知恵と科学技術によって自然自体とみずからの人体とを都合の良いようにつくり変えるのもまた自然の成り行きである，と見ることもできるからである。こうした見方をすれば，この世に何一つとして不自然なものや反自然的なものは存在しないということになるであろう。人類がその科学技術文明によって自然界を破壊して結果的に滅亡するのも自然の成り行きであるし，その危険に気づいて方針を変更し，「自然を守れ」という掛け声のもと，自然界の保護・保全へと舵を切るのもまた自然な行為，ということになるであろう。

けれども，そのような見方をとったとしても，われわれ人類が自然界から生まれたのであってその逆ではない，という事実を否定することはできない。そして，科学技術の時代と言われる現代においても，自然界と自然性とに対する畏敬の念のごとき感情がわれわれの心底に残存していることは否定できない。実際，精子・卵子やその遺伝子を改変・操作することによって，生まれながらにして高いIQや運動能力を具えた子供を人為的・人工的に産み出すといういわゆる〈オーダーメード・チャイルド〉を認めてよいか，とか，将来の臓器移植の必要に備えてみずからの人体パーツ確保用のクローン人間をつくることは許されるか，といった問題になると，多くの人がこうした行為を反自然的と感じて抵抗感や反発を覚えるのではなかろうか。もしそうだとすれば，この場合，自然的であるか反自然的であるかという基準は依然として有効に働いていることになる。筆者には，その境界が曖昧であるからと言って，この基準そのものの存在と意義とを否定することは，人間性の現状を無視した軽挙妄動のように思えてならない。

もっとも，筆者は，時に見受けられる「自然」を至高のものとして絶対視・神聖視するような情緒的な反応に対してはかなり懐疑的である。自然がいくら尊いと言っても，われわれはもはや原始人のような生活に戻ることはできないし，そうした自然至上主義を煮詰めてゆけば，畢竟，地球環境と自然界の完全な保全のためには人類の滅亡以外ない，という恐ろしい結論になりかねない。この点を考えてゆくと，いわゆる「環境倫理」の或る種の偽善性が浮かび上がってくる。少なくとも筆者には，それは，決して自然自体のためにその保全を訴えるものではなく，自然環境に配慮しないと人類が生存できなくなってしまうからその保全を訴えているにすぎないように，すなわち環境のための倫理ではなく，人間自身のための倫理でしかないように思われる。昨今問題となっている二酸化炭素をはじめとする温室効果ガスの排出規制にしても，もしも無尽蔵にガスを吸収・定着する方途が見つかり，地球温暖化を阻止する見込みが立ったならば，もはや誰もこれを問題にする者はいなくなるであろう。人間はまことにエゴイスティックな生物である。倫理という美名の陰に隠されているわれわれ自身の利己的・人間中心主義的な本質を見誤ってはならない。よく「自然を大切に」とか「自然は美しい」などといった言葉が聞かれるが，その〈自然〉のなかには，地震，干ばつ，竜巻といった人間にとって不都合な自然現象は含まれないのが常である。台風にしても，通常はこれを歓迎しないくせに，雨不足の時はその発生を有り難がり，その到来を待ち望む。勝手なものである。「生命の尊重」と言いながら，ゴキブリや蚊は無慈悲に殺し，通常は動物保護の対象となる野生の猿や鹿も，彼らが増えすぎて田畑を荒らすことになると途端に害獣扱いする。同じ細菌であっても，人間の腸内で有益な働きをするビフィズス菌は善玉菌，食中毒を引き起こすサルモネラ菌は極悪菌，というふうに，すべては人間の都合次第である。

しかしながら，だからと言って，自然を大切にする必要はない，とか，生命を尊重する必要はない，とかということにはならない。筆者は，ただ，誰もが反対できない一般論を空念仏のように唱えることによって，人間の本有するエゴイズムが覆い隠されてしまうことに懸念を表明しているだけである。われわれは，善くも悪くも，自分たち自身の人間性の実状をしっかりと認識しておかねばならない。そうしないと，時流や情緒に流されて，無反省に安易な判断を行なってしまうことになる。代理母の問題もそうであるが，現代における倫理的な問題の多くは，みずからの幸福を求めてやまない人間の際限のない欲望から生じているのである。換言すれば，われわれ現代人には，他ならぬ自分自身の有する本質的な〈利己的幸福主義〉といかに対峙するかが問われているのである。筆者は，ここで，日本大学医学部の倫理委員会の外部委員として自分自身が下したひとつの倫理的判断について記そうと思う。それは，或る移植医から申請のあった生体肝移植手術の可否をめぐる判断であった。

＊＊＊

生体肝移植は，肝臓に深刻なトラブルがあって肝臓を移植するしか助かる途のない患者に対して，健康な人間の肝臓の一部を切り取って手術・移植する処置である。こうした外科的処置が可能なのは，肝臓がその一部を切除されても生存に必要な程度にまで復元する特異な臓器だからであり，この手術がわが国においてしばしば行なわれるのは，いわゆるドナーとなる脳死体がなかなか得られないという現状があるからである。

さて，筆者が判断を求められたのは，或る夫婦間の生体肝移植であり，肝臓癌の夫に対して，その妻が自分の肝臓の切除・移植を申し出たというケースであった。生体肝移植は通常血縁のある親子間（通例は親から子）で行われる。夫婦は法律的には配偶者であっても，生物学的には血のつながりのない他人であり，いわゆる〈拒絶反応〉によって術後に被移植者が死亡する危険性が高い。それに，そもそも何も問題のない健康な人体にメスを入れてその内蔵を切り取るという行為は，それ自体を単独で行えばまさに傷害行為そのものであり，それを行った者が法的に罪を問われる犯罪行為である。それゆえ，可否を判断するにあたっては慎重を要する。

まず筆者がこの申請に関する説明を受けた際に抱いた第一感は，「何となく腑に落ちない」というものであった。というのは，〈親から子〉のケースにおいて親が「自分の肝臓を提供しても子に生き延びて欲しい」という願いをもつのはきわめて〈自然〉であると感じられる（おそらく，読者諸氏も自分自身が同様な立場に立たされたならば親として当然それを望むであろう）けれど，それに比して，このケースのような夫婦間の移植にはそのような〈自然性〉が欠けていると思われたからである。読者諸氏は，もし自分自身がこの場合の被移植者（夫）であったとしたら，はたして，愛する自分の妻の身体にメスを入れてその肝臓の一部を切り取る（これにも当然相応のリスクが伴う）などという医者の行為を許容するだろうか。率直に言って，筆者は，「ほんとうに妻を愛しているなら，はたしてその妻にそんな苦しみと危険を与えてまで自分が生き延びようとするだろうか」という意地悪な（?）感情（被移植者たる夫に対する反感にも似た感情）が湧き起ってくるのを禁じ得なかったのである。

しかしながら，肝臓の提供者である妻と直接面談した結果，最終的に筆者は（依然として上記の感情は払拭できないものの）この移植手術を承認することにした。それは，何にもまして，夫に対する彼女の側からの愛の純粋さと彼女自身の真情とに心を打たれたからである。医学的に他に有効な代替手段がないことを確認した筆者は，彼女とのその面談において，手術のリスクとその予後のリスクとについて医者から十分に説明を受けたかどうか，そして他者（たとえば，夫の両親や親族）から何らかの圧力や強制を受けたからではなく，みずからの完全な自由意志によって手術を望んだのかどうか，さらには医者の説明に対して熟慮の上で同意を与えたのかどうか（いわゆるインフォームド・コンセント）を確かめた。そして，ゴー・サインを出したのである。

けれども，筆者は，単に「どうしても愛する夫に生きながらえてほしい」という妻の心情に対して情緒的に反応して，ゴーサインを出したのではない。むしろ筆者は，彼女の願いに応え，肝臓を移植して夫を延命させようとする医者の姿勢に，患者の生命を救うことを本分とする医者としての〈自然さ〉を感じたのである。その点で，このケースは，治療行為とは認め難い先述の代理出産の場合と決定的に異なっている。たしかに健康体にメスを入れるという行為は〈不自然〉であるが，しかし，移植によって患者の生命を救うという肝心かなめの一点において，こちらは純然たる治療行為と認めることができる，というのが筆者の最終的な判断であった。

しかしながら，倫理学にたずさわる者として，今でも心の中に引きずっているのは，夫婦間の生体肝移植の事例がどんどん増加していって，それが常態化すると恐ろしい，という感情である。すなわち，筆者は，そういう事態になると，相手に肝臓を提供したがらない夫や妻はまさに「人非人」扱いをされることになるのではないか，と懸念するのである。読者諸氏にも考えていただきたい。延命のためには生体肝移植を選ぶのが当たり前，という社会的通念ができ上がってしまうと，相手に対して肝臓を提供しようとしない夫や妻は，「愛しているはずなのに肝臓を提供してくれないなんてひどい!」と相手から非難され，ひいては「何て冷たい夫（妻）だ」と世間から糾弾されることになりかねないのである。そうなると，そうした非難を恐れるあまり，「しぶしぶ」あるいは「いやいや」肝臓を提供する者が出てくることになる。たとえば，舅や姑からの「あんたが肝臓を提供すれば息子は助かるのに，それを嫌がるなんて何て冷たい嫁だ!」という叱咤に堪えかねて。あるいは，「夫なら妻に肝臓を提供するのが当たり前だろ!」という世間からの無言の圧力に堪えかねて。筆者は，直接的な強制であれ無言の圧力であれ，世間や親族から加えられるプレッシャーが個人の自由意志をねじ曲げたり，圧殺したりすることがあってはならないと思う。われわれは，個別的には同意できても，それが積み重なるときわめて好ましくない事態を招来する危険性があるということを忘れてはならず，そしてまた，そうした実状こそが生命や環境をめぐる現代の倫理的問題を一層複雑にしていることを知らねばならないのである。

筆者は，ここまで生命倫理上のいくつかの問題を俎上に乗せて，現代における倫理的判断の難しさについて叙述してきた。最後に付言しておきたいのは，上述の諸問題の多くが「医の倫理」の問題に連結しているということである。伝統的な医の倫理の根底をなすもののひとつは，西洋医学の祖とされる古代ギリシアのヒポクラテス（前5世紀頃）とその学派に伝わる『誓い』である。そこには，医者たる者が遵守しなければならない数か条の倫理規定が〈医者の誓い〉というかたちで列挙されているが，その内われわれが今なお何にもまして重く受け止めねばならないのは「致死薬は，誰に頼まれても，決して投与しません」という誓いであろう。この誓いは，患者を意図的に死に到らしめるような処置を施すことはどんな場合にも決して許されない，という医術倫理の絶対性を示しており，この絶対性こそが医者に対するわれわれの信用・信頼の根幹をなしている。本章における筆者自身の立場からしても，もちろん患者を死なせるような医学的な処置は医術の〈本性〉に反する反自然的な行為であり，基本的には「No」と言わざるをえない。

しかるに，今やまさにその絶対性が揺らいできている。現にわが国では，（先にちょっと触れたように，必要悪とみなさざるをえないケースがあるにしても）他ならぬ病院や医療施設において，妊娠中絶というかたちでの胎児殺しが，もはや日常的と言っていいほどに頻繁に行なわれている。さらに言えば，臓器移植のためのいわゆる脳死体からの臓器摘出も，厳密に言えば『誓い』に反していると言わざるをえない。なぜなら，その行為自体を単独で見れば，それは，もはや回復の見込みがないとして患者に対する治療を放棄する行為であり，まだ生理的には生きている（心臓がまだ鼓動を続けている）人体から心臓，肝臓，腎臓等々の臓器を切り取って患者を生理的に死なせる行為に他ならないからである。ただ，反面，そこにはその後の〈摘出した臓器を移植することによって瀕死の状態にある他の患者の生命を救う〉という人命救助的な医療行為が予定されているため，それが大義名分となって法的に認容されているにすぎない。〈他者の生命を救うがゆえに臓器の摘出が認められる〉というこの構造は，上述の生体肝移植の場合と同じである。すなわち，そこには，少なくとも半分は確かに医療行為としての自然性が含まれているのである。

この点でもっと問題なのは，「安楽死」である。われわれは，医療技術の進歩のおかげ（?）で，回復の見込みがないにもかかわらず，それこそ『誓い』を金科玉条のように遵守する医者たちによって（有無を言わさず!）時に多大かつ永続的な苦痛を伴う延命措置を無理矢理講じられてしまう危険に曝されている。それを拒否して自然な死や安らかな死を望むならば，とにかく〈ものわかりのよい医者〉を探し出し，彼に懇願して無意味な延命治療を中止してもらう以外手だてがない。たくさんの管につながれて生命維持を無理強いされる状態（しばしば「スパゲッティ状態」と形容される）を拒否して，いわゆる「畳の上で」人間らしく死ぬことを望むのが〈尊厳死〉であり，医者に延命よりも苦痛の除去を優先してもらって安らかな死を迎えるのが〈消極的安楽死〉，苦痛が常人には耐えられないほど甚だしく，しかも死によってしかその苦痛を癒すことができない場合に，医者が薬物を投与して患者を死に到らしめるのが〈積極的安楽死〉である。延命治療の中止によって死を早めることは，直接『誓い』には反しないにしても，医者の本性に適う自然的な行為であるとも言い難く，これを是とするか非とするかは，世代や個々人の人生観によって判断が分かれるところであろうが，少なくとも尊厳死と消極的安楽死について言えば，実際問題として（おおっぴらではないにせよ）行なわれている現状がある。

筆者が問題提起したいのは〈積極的安楽死〉である。この行為は，無論それ自体としては殺人以外の何ものでもない。世界的に見ても，オランダやベルギーなどの少数の国や地域を除き，きちんと法律を立てて承認している国はないようである。しかしながら，生きている限り耐え難い激痛が続くことが確実で，しかも死以外にその苦痛を除去する方法がないという絶望的状況に自分自身が陥ったとしたら，読者のなかにも，すみやかに安楽死させてもらいたいと望む人が少なくないのではなかろうか。それは，ある意味では自然な願望であり，思想的には古代ギリシアのエピクロス（前4～3世紀）や近代イギリスのベンサム（1748～1832）らが唱えた快楽主義によって正当化される余地がある。彼らによれば，あらゆる生物は快を求め苦を避けるという行動原理を自然本来的に身につけて生まれてくるのであり，人間もまた生物である以上その原理に従うのが当然・自然であると認めざるをえない。

すなわち，快もしくは快を生み出すものが善，苦もしくは苦を生み出すものが悪なのであるから，彼らの論拠にしたがえば，患者の苦痛を除去するのが善き医者，その反対が悪しき医者ということになるのである。

とすれば，患者の苦痛を除去する義務を，患者の死を防いで生命を救う義務と同等かもしくはそれ以上の義務として，医者たちに課すことは必ずしも不自然であるとは言えないということになるであろう。医者の義務をそのように規定すれば，永続的な激痛の除去のために，他に手段がない場合に限って致死的施術を認めることが可能になり，積極的安楽死が公認されることになる。そしてその場合，苦痛の除去を望む患者が自然本性に適っている以上，それに応えて苦痛を除去する医者も同様に自然本性に従って行為している，ということになるであろう。しかし，それはどう理屈づけしてもやはり殺人であることには変わりなく，明らかに致死的施術を禁ずる『誓い』に抵触する。そしてそれはまた，現状を鑑みるに，おそらく「生命への畏敬」を信条とする宗教的な人々や「人命は地球より重い」とみなすヒューマニストたちからだけでなく，死に対する本能的な恐怖に従順な一般の人々からも，また，いかなる自殺をも道徳的悪とみなして罪悪視する〈善良な〉市井の人々からも，激しく反発され，非難されるにちがいないのである。けれども，ゼノン（前 4～3 世紀）を開祖とするストア学派の思想によれば，生・老・病・死はすべて自然の営みであり，そこには善も悪もないのである。むしろ，〈自然〉を信頼し，〈自然〉に対して敬意を払うならば，じたばたと見苦しくもがき苦しんで，何としても死の運命を忌避しようとする態度こそ非理性的で反自然的な態度であるとストア学派の人々は主張する。これこそまさに尊厳死を肯定する論理であるが，われわれ日本人にとって身近で親しい仏教の教えにもこれと似た考え方があるようであるから，積極的安楽死の是非については，今後こうした観点からも引き続き考えていく必要があるであろう。

本章を閉じるにあたって，「医の倫理」を考える時に忘れてはならない〈インフォームド・コンセント〉や〈心のケア〉の重要性を指摘した，古代ギリシアを代表する哲学者プラトン（前427〜347）の最晩年の作品『法律』の一節を引用しておきたい。

国内には奴隷の病人もいれば自由民の病人もいるのですが，そのうち奴隷に対しては，通常ほとんど奴隷［の医者］が走りまわったり，あるいは施療所で待機しながら，その診療にあたっています。そして，そうした医者は誰も，一人ひとりの奴隷の病気それぞれについて，なにかの説明をあたえもしなければ，うけつけもしない。むしろ，経験からしてよいと思われる処置を，あたかも正確な知識をもっているかのように，僭主さながら，自信たっぷりな態度で一人の病人に指示しておいては，さっさと，病気にかかっている別の奴隷のもとへ立ち去ってゆく。……中略……これに対し自由民である医者は，たいていの場合，自由民たちの病気を看護し診察します。それも，病気をその根源から，本来のあり方に則って検査をし，患者自身ともその身内の人びとともよく話合い，自分の方も，病人からなにかを学ぶと共に，その病人自身にも，できるだけのことは教えてやるのです。そして，なんらかの仕かたで相手を同意させるまでは，処置の手を下さず，同意させたときでも，説得の手段によって，たえず病人の気持を穏やかにさせながら，健康回復の仕事を成しとげるべく努力するのです。(720C〜E)

とにもかくにも，医者としてであれ患者としてであれ，われわれはここに言われている「奴隷」ではなく「自由民」でありたいものである。

第 2 章
現代生命倫理の諸問題

はじめに　生命倫理とは何か

「生命倫理＝バイオエシックス」（Bioethics）ということばは，比較的新しいことばである。「生物，生命」を意味する bio と「倫理」を意味する ethics という語から出来ている。Bioethics ということばは，ヴァン・レンセラー・ポッター（Van Rensselaer Potter）によって 1970 年代に作られた。ポッターによると，それは未来へと橋をかける「生き残りの倫理学」であり，生物学を基盤にして展開される，環境問題をも含むものであった。しかしながら，1970 年代，80 年代を通して，「バイオエシックス」ということばは，人工妊娠中絶や安楽死や医師患者関係などの，医療における現代的な倫理問題を扱う専門領域を指すことばとして用いられるようになってきた。1978 年に刊行された『バイオエシックス百科事典』では，バイオエシックスは「生命科学（ライフサイエンス）と保健医療（ヘルスケア）の領域において，道徳的価値と原理により検討されるような人間行為を体系的に研究する学問」と定義されている。

なぜ生命倫理が必要なのであろうか。1953 年，ワトソンとクリックによる DNA 二重螺旋モデルの提唱によって始まった分子生物学は，生物学と医学を基礎とする生命科学に大きな変化をもたらした。生命の仕組みの解明により生物を人工的に変化させる技術を人類は手に入れたため，以前であったならば，生物学的にも医学的にも，まったく考えられないことが可能になってきた。したがって，「生命とは何か」，「死とは何か」といった哲学や宗教的な問題に真剣に目を向けなければならなくなってきたのである。近世以来，科学は事実を，哲学・倫理は価値を扱うと分けて考えられてきたが，いまや生命科学技術の発見は，そのままわれわれがどう生き，どう死を迎えるかといった価値の問題に影響を与える可能性がある重要な問題である。また，こうした科学技術が，十分な社会的，倫理的な精査を受けずして，人権を無視し経済至上主義に走るのであれば，技術と社会との間に歪みをもたらし，それがやがて社会現象として現れてくることが考えられるであろう。

現在，科学技術の目覚ましい進歩は医療にも応用され，現在様々な倫理的難問を医療現場に突きつけている。ヒトゲノム解析に基づく遺伝子診断は未来のカルテとして，オーダーメイド医療を可能にしてその貢献に対し注目をあびている。しかしメリットもさることながら，同時に，血縁者にかかわる深刻な倫理的問題を抱えている。また，脳死・臓器移植においては，圧倒的な臓器不足という観点から，ドナーカードをなくして，両親の了解による移植を可能にする案が議論され，2009年7月に臓器移植法改正法案が成立した。さらに，出生前診断の医療技術の進歩により，胎児の状態を生まれる以前から詳しく診察することができる。このことは，普通でない子を産みたくないという選択的人工妊娠中絶をするための手段として使われる可能性がある。そして，不妊治療技術としてのAID（非配偶者間人工授精）は，たしかに不妊に悩む夫婦にとっては福音であろうが，「デザイナー・ベビー」や「AID子のアイデンティティを知る権利」といった問題が生じてくる。その他，現在問題となっている代理母や安楽死等の問題も看過することはできない。

ヒト胚を用いたクローン技術はクローン人間やいろいろな臓器に発展する胚性幹細胞の作製を可能にしたが，死生観の根本にかかわる問題が新たに問われている。最後に，アップ・デイトなトピックスとして，脳倫理に言及しよう。脳科学の発展は，人間の脳を治療することや，脳を強化することの是非を論ずる「脳（神経）倫理学」（Neuroethics）という分野を派生させている。ここでは，生命倫理学のテーマは，脳神経科学の観点からも採り上げることができる。つまり，生命倫理学の問題のうち，脳や中枢神経系が関わるものを扱うものが脳（神経）倫理学である。

そこでまずこの章では，このような科学技術の進歩に伴って生じた生命倫理上の代表的な問題を具体的に検討していこう。

1　ヒトゲノムの倫理的問題
2　人工授精（AID）とデザイナー・ベビー
3　代理母出産
4　出生前診断
5　脳死・臓器移植
6　安楽死と緩和医療

つぎに，第 3 章では，「クローン・ES 細胞・iPS 細胞（再生医療）」，つづく第 4 章では，「脳科学と生命倫理（脳倫理）」について考えていくことにする。

第 1 節　ヒトゲノムの倫理的問題

はじめに

遺伝学は，1900 年にメンデルの理論の再発見により始まったといわれている。彼は修道院の庭でエンドウ豆の人工交配による遺伝実験を行い遺伝の法則を見つけたのであった。1940 年代から遺伝学は遺伝子の解明へと向かい，ついに，1953 年，ワトソンとクリックによる DNA の二重らせんモデルが発見されるにいたる。その後，分子生物学が急速に発展するとともに，それに基づいた遺伝子技術が医学の分野で重要な役割を果たしてきた。

「ゲノム」（genome）という語は，遺伝子（gene）と染色体（chromosome）をあわせた造語である。ゲノムとは「一個の生物体ないし細胞がもつ遺伝情報の総体」と定義され，「卵子や精子に含まれる生命の設計図」とされている。このゲノムは，われわれの身体や心の傾向性をある程度決定している，とみなされている。ヒトゲノム（人間の全遺伝情報）には，身体的特徴や病気のかかり易さ等の様々な情報が入っているので，遺伝子診断によりそれらのことを知ることは，われわれが「未来のカルテ」を手に入れるとともに，将来のリスクを見通すこともある程度可能となることを意味している。しかし，このことが必ずしもよいことではないところに問題がある。

(1) ゲノム解析

われわれの身体には約60兆個の細胞があり，それぞれには核が入っており，核内にはゲノムが入っている（図2－1）。ゲノムは約30億対のDNAであり，螺旋をなすDNAの2本の糸の間には，A（アデニン），T（チミン），G（グアニン），C（シトシン）の4つの塩基分子が様々な配列で並んでいる。（ただし，AとT，GとCは必ずペアになり塩基対と呼ばれる）この4つの塩基分子の配列が生命の遺伝情報になっている（図2－2）。ゲノム解析は，塩基配列決定（シークケンシング）と遺伝子地図作成（マッピング）の方向からなされている。ヒトゲノムは，22対（44本）の常染色体とXY

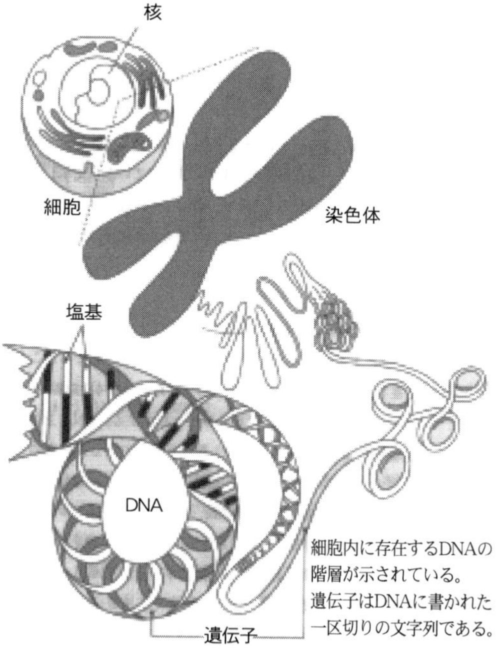

図2－1

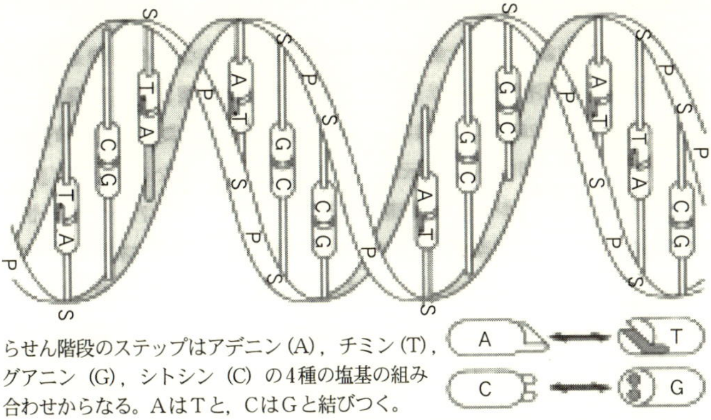

らせん階段のステップはアデニン(A)，チミン(T)，
グアニン（G)，シトシン（C）の4種の塩基の組み
合わせからなる。AはTと，CはGと結びつく。
A
T
C
G

図2-2

出所：清水信義「ヒトゲノム・ワールド：生命の神秘からゲノム・ビジネスまで」PHP 研究所，2001 年。

(男性）または XX（女性）の性染色体である 46 本の染色体からなっている。DNA の塩基配列を機械的に読み取っていく作業がシークケンシングである。また，特定の働きをする遺伝子の位置を確定する作業がマッピングである。

しかし，このヒトゲノム解析の作業は，約 30 億の塩基対を調べていくのであるから，当初，500 人の科学者で 1000 年かかるとされていた。そこで，アメリカが 1980 年代終りに「国際ヒトゲノム計画」を提唱し，その後，イギリス，日本，ドイツ，中国が加わり，18 カ所の研究所で解読が分担された。さらにコンピュータ解析法の開発や民間企業の参入により，2000 年 6 月 26 日に解析が一通り終了した。そのおかげで，これら 4 種類のうち，どの塩基配列が繰り返し，どのくらいの頻度で出てくると，どういう病気の可能性が高くなることが分かるようになってきた。たとえば，ゲノムの中に，CGA の繰り返しの配列が 40〜100 ほどみられるとハンチントン舞踏病の可能性が，また，GTA の繰り返し配列が頻繁に出てくると脊椎小脳変性症の疑いが強くなる。このように塩基分子配列が解読・解析されることが「ヒトゲノム・プロジェクト」である。

(2) 発症前診断のメリット

このヒトゲノム解析により，臨床の場において遺伝子診断が可能となったことは大きな成果であるといえよう。遺伝病の塩基配列がわかれば，病気の予測ができ，「未来のカルテ」が作成できる。それにより病気の発症予防と早期治療が可能となり，患者のQOL（生活の質）を大きく改善することが可能となる。たとえば，家族性腫瘍症候群と呼ばれる小児の眼に発生する遺伝性の癌（レチノプラスマート），あるいは，遺伝性の乳癌などに，遺伝子診断は有効で，発症以前に遺伝子異常が発見され，早期治療ができるようになった。

また，遺伝子診断は，遺伝性疾患だけではなく，生活習慣病（高血圧，心筋梗塞，糖尿病等）の感受性（かかり易さ）をつかむことがある程度できる。自分の生活習慣のリスクを知っておけば，それらを予防できる可能性はかなり高くなるであろう。

別の成果として，個人に適した「オーダーメイド医療」を行なうことが可能になる。人間の体質には個人差があるが，それはDNAの塩基配列（SNP）に基づいている。このSNP（スニップ）は，病気に対するリスクやある薬に対する効き目，副作用の個人差に関連があり，そのことがさらに明らかになれば個人に最適な，個人に合った（オーダーメイドな）病気の治療と薬剤の処方とが可能となろう。つまり，薬が肝臓で代謝され解毒される際に作用する酵素の遺伝子の塩基配列が異なること（多型）が，薬の効用に影響を与えるという。たとえば，ある抗がん剤（塩酸イリノテカン）を代謝する酵素では，酵素遺伝子の多型により，代謝の働きが50倍も異なるという。したがって，体質の個人差に深く関わるSNPが把握されるならば，薬の副作用の予測や薬剤感受性に配慮した「オーダーメイド医療」が実現できる可能性があると考えられる。

(3) ELSI

しかし，ヒトゲノム解析には期待される成果もあれば，逆にそれが現実の社会で利用されだした場合，深刻な問題を引き起こす可能性も考えられる。

このようなヒトゲノムにまつわる倫理的，法的，社会的問題の総称は「ELSI」(Ethical Legal Social Implications) と呼ばれる。ELSIの中でも代表的なケースは，遺伝子診断により，ある病気の診断ができたとしても，その病気は治療不可能な死に至る病である場合である。この場合，遺伝子診断は死刑宣告に近いものがある。したがって，遺伝子診断の発達は「診断と治療のギャップ」という問題を新たに生じさせる。

1993年にハンチントン病の原因遺伝子が同定された。この病気は，50歳代に発症し，身体の付随な揺れや痙攣を引き起こし，精神異常や障害も生じ10年ほどで廃人になり，ベッドに縛り付けられたまま死んでいくという恐ろしい病である。欧米には多く，日本では欧米の10分の1以下であるという。親の片方がハンチントン病であると，子は50%の確率で発症する。発症直前まで目立った自覚症状もなく，遺伝子診断をしない限り発覚することはない。しかし，現在，治療不可能なこの病気を発症するかどうかの有無を診断することがはたしてよいことか，考えざるを得ない。つまり，10代，20代の若者が，さらには，胎児，幼児の段階で，確実に襲ってくる病気の可能性を知ることができる。そのことは，本人や親にとって何を意味するのであろうか。遺伝子診断によりこの病気を告知された患者の自殺率は8%であることを考えると，この診断を受けない選択も正しいと考えられる。

(4)　遺伝子診断による差別

個人の遺伝情報が利用されると，社会的な差別を生む可能性がある。特にここでは，すでに現実に行われている就職と保険差別について考えてみよう。

遺伝病診断の問題は，現在の遺伝子技術が確立される以前から存在している。というのは，生化学的な方法によっても遺伝病の診断ができるからである。1970年代にアメリカでは，ある遺伝病の保因者を排除するために，アフリカ系アメリカ人に多い鎌型赤血球貧血症のスクリーニングが行われたことがある。この病気は常染色体劣性の遺伝病で，片方の親から変異を受け継いだヘテロ保因者は発病せず，両方の親から変異を受け継いだホモ保因者が発病し亡くなるケースが多かった。70年代になってアフリカ系アメリカ人に対して，この病気のスクリーニングが組織的に行われ，病気発生の防止として保因者同士の結婚・出産が抑制された。しかし，保因者と判明した人に対し人権問題が生じ，人種問題も加わり，保因者への差別が起きてきた。ヘテロ保因者の健康が疑われ，民間企業では，保因者はあまり業績を上げず，多額の医療費がかさむと考えられた。アメリカ空軍と国防相は，保因者をパイロットの採用対処から外したのであった。のちに，これは誤った考えに依拠した不当な差別であるとして，スクリーニングは中止された。現在，遺伝病診断は新たな遺伝子診断により当時とは比べ物にならないほど進歩している。したがって，当時生じていた診断にかかわる差別という倫理的問題も大きく拡大されている。実際のところ，アメリカでは，健常者が受ける遺伝子診断で，治癒可能な疾患と判明した女性が，高額治療の必要な疾患であるとみなされ，雇用主から解雇されるという事例も報告されている。

さらに考えられるELSIは，遺伝子診断による保険差別である。現実に，アメリカでは，遺伝子診断により保険加入が拒否あるいは掛け金の釣り上げが発生している。オランダでは，小口の保険においては，遺伝子審査は禁止されているが，大口の保険（超1000万円）加入の際，法律で遺伝子審査が認められている。この場合，問題は，加入者自身が遺伝情報を「知りたくない」と思っているにもかかわらず，加入するために自身の遺伝情報を知らざるを得なくなる，という点である。

(5)　遺伝子カウンセリング

さらに，これに関連したもうひとつの問題がある。個人の遺伝情報は血縁者全体の共有財産である，ということである。1人が遺伝子診断を行なえば，血縁者全体の遺伝情報が知らないうちに明らかになってしまうのである。このことはさらに，遺伝病の告知にも関連する。つまり，患者本人への告知が，その血縁者全員に対する告知という問題に発展する可能性がある。したがって，アメリカのように，遺伝子診断をする前には，本人と血縁者に遺伝子カウンセリングを行なう必要があり，血縁者の理解と同意を得るべきだと考えられる。

第2節　人工授精（AID）とデザイナー・ベビー

(1)　AIDと現状

ここでは，不妊治療として人工授精と精子バンクを利用して子供を授かること，および，そのさいの精子提供者の情報開示にまつわる倫理的問題について考えてみよう。

人工授精には大きく分けてAIHとAIDの2つの方法がある。AIH（Artificial Insemination by Husband's semen）は，「配偶者間人工授精」と訳され，夫の精子を用いた人工授精である。AID（Artificial Insemination by Donor's semen）は，「非配偶者間人工授精」と呼ばれ，提供者の精子による人工授精のことである。夫婦に子供ができない場合，不妊治療として，妻の卵子と夫以外の提供者の精子を用いて人工受精を行うことで子供を授かることである。不妊症の原因を特定することは難しく，夫や妻のいろいろな要因が複合的に重なり合っている，といわれている。AIHの場合，夫の持つ障害で性交ができないとき，精子が受精能力のある時などに行われる。これに関しては，法律上の夫と生物学上の夫が同じであるので問題は少ない。それに対して，AIDは，原因が夫の側にあり（無精子症・精子欠乏症・無気力症・精巣がん・ウィルス感染等），AIHが不可能な「やむを得ない場合」にのみ，第三者の精子を利用して行われてきた。

しかし，この場合生まれてくる子供は，妻と他人の男性との間の子であり，法律上の夫と生物学上の夫が異なる。そこには精神的葛藤や父子関係の問題もさることながら，成長とともに生じる生物学上の実の父を知りたいという希望や，その情報開示の問題があると考えられる。また，提供者の問題もある。AIDは一部の大学病院内で不妊治療としておこなわれていたこともあり，実際には医学生に提供してもらうことが多かったという。しかし，1980年代になると，民間の「精子バンク」が設立され，さらにはオークシオンサイトによる提供者の精子を商品として扱う「生殖ビジネス」まで発展している。

1799年にイギリスではすでにAIDによる子ども（AID子）が誕生している。日本のAIDは，1948年，慶応大学病院で，男性側に原因があるためになかなか妊娠しない夫婦に臨床応用したのが始まりである。翌年最初のAID子が出生した。はじめ，第3者の精子を用いるという倫理的な問題を含むため，反対意見もあったが，「こどもを希望する夫婦のために」と法的な規制はなく実施されてきた。以来，その数は1万人を超えている。1992年に男性不妊の治療に顕微授精が導入され，AID選択者は減少したといわれているが，産婦人科学会の報告では，現在，年間平均1608組前後の夫婦がAIDを受け，年間164名の赤ちゃんが出生している（1998〜2002年平均)。

⑵　AID子と法律

ところで，AIDにより妻が夫以外の男性の子どもを生むことは法律上，問題がないのであろうか。それは民法上の不貞行為にあたるのではないかと懸念されるが，夫の同意を得たAIDについては不貞行為とはならない。ただし，妻が夫の同意を得ず，内緒で，または，妻が強引にAIDを受けた場合は不貞行為とみなされる。かつて，ドイツでは，AIDは「婚姻・家族および身分に対する犯罪行為」として議論されたことがあり，性や・家族のモラルに反する行為と考えられている。

AID子は，夫の同意がある場合，婚姻200日後に生まれた場合，夫の実子として戸籍に記載される（民法772条)。ドナーは戸籍上まったく無関係であり，子どもの父親としての責任である認知・養育費・扶養義務は問われない。反対に，ドナーは当然，親権を主張できないのである。

⑶　デザイナー・ベビー

先述したように，「精子バンク」は1970年代に現れ，80年代に普及している。とくに，アメリカの精子バンク「ジャーミナル・チョイス」は，ノーベル賞受賞者などの精子を取り扱う特別な精子バンクであり（1980〜98

年），ここで生まれたAID子は，230人以上，5カ国に及んだという。彼らの幾人かはメディアに登場し，世間を騒がせた。そのAID子の1人ドロン・ブレイクは，自身で告発している。「精子バンクの問題は，親をおかしくしてしまい，子どもが親の意に反していれば愛情が失せ，あっていればますます勉強を強いる」というのである。

たしかに親は普通に生まれてくる子どもに対して，こうあってほしいという夢・願いを抱いている。しかし，この夢は蓋然性の範囲である。時には外れることもある。AID子の場合，容姿・才能・頭脳明晰な精子を選択し，あらかじめ親により理想とする子どもになるように「人工的にデザインされた運命的・必然的存在」である。問題は，親の期待に反したAID子が生まれてきたとき，彼らは「失敗作」なのであろうか，ということである。特定の目的のために作られるAID子は，幸せになれないのであろうか。このことは，クローン人間のときにも関係したことだが，技術を使うのはわれわれ人間である。

しかし，「何のためにそもそもAIDを使うのか」という観点を見失うと，人間がその技術に使われてしまう観がある。はたして精子バンクを利用して，親によりデザインされた「デザイナー・ベビー」を作ることは許されるのであろうか。さらに，われわれは，1999年に立ち上げられた「ロンズ・エンジェルス」という精子・卵子のオークションサイトを利用すれば，希望する精子と卵子さえもが入手でき，望みどおりのAID子をつくることさえ可能である。ここには，親の願いとエゴの入り混じる危うい関係のなかで，真の幸福観を見出そうともせず，技術にからめとられる主体なき人間の様相が見え隠れしているように思えてならない。

もう一つ見逃せない問題は，AIDとシングル・マザーの関係である。日本では，1997年，日本産科婦人科学会の会告によりガイドラインが制定され，AIDは「法律上の夫婦が他の方法では子どもができない時に限って実施する」ことになっている。ところが，アメリカではAIDは独身女性にも行われている。アメリカには多くの精子バンクがあり，年間6万人のAID子が生まれており，そのうちの30%に当たる1万8000人が独身女性によるといわれている。前述したように，当然，精子提供者は父親としての義務は一切ないゆえ，シングル・マザーから生まれるAID子には，法律上の父はいないことになる。しかし，自分がこの世に生を受け，現に存在している以上，生物学的には父親はどこかに存在しているか，また，存在していたということは疑うことのできない事実である。

(4) AIDを受ける側の気持ち

不妊治療をしていて，医師からAIDについて告げられた場合，夫婦がそのことをどのように感じるかは様々であろう。ただ，共通していえることは「自分達夫婦の子どもが持てない」という大きな逸脱感と喪失感を抱くということであろう。このような状況下で，AIDをすぐ決定できる夫婦は極少数で，しばらくの間，話合うことさえできない夫婦もいるという。話すことができても価値観の違いで喧嘩になってしまう夫婦もいることでしょう。

AIDにより親になるということは，生まれた子どもと妻とは生物学上の親子であるが，父親とは生物学上の親子でないという親子関係（事実）を自分たち夫婦の意思で選択するということである。AIDを利用して親になろうとする人は「自分たちの少しでも血のつながった子どもが欲しいと思うのは親のエゴだろうか」ということを何回も自問するという。

夫の中には，自分と血のつながった子どもを持つことができないという現実に対し，人として男性としてのアイデンティティーが揺らいでいる人，それ以上に妻に子どもを産ませてやれないことに強く苦しむ人，また，妻の子なら自分の子どもとして大切にできるという人もいる。妻の中には，夫との子どもが欲しいのであって，AIDまでして子どもは欲しくない，また，夫が望むなら，自分で妊娠・出産をしたい，自分の子どもを持ちたいと言う人もいる。しかし，このように悩む夫婦がAIDの体験者はもとより，研究者，心理学者，カウンセラー，家族，友人に相談することはほとんどできず，最終的には，夫婦の中で自問し，夫婦の中でAIDと自分たちの人生に折り合いをつけているのが現状であると考えられる。

（参照 http://aid.hc.keio.ac.jp/message.html）

(5) AIDと告知

夫婦にとって一番守りたいのは子どもの幸せで，そのために家族のプライバシーを守ろうと考えるのは当然である。そのためには，親の気持ちとしては，告知はすべきではないと考えるのは十分に納得のいくことであろう。「AIDにより児を得た夫婦の告知に対する考え方」（慶応義塾大学医学部産婦人科教室，堀井雅子氏）によると，114カップル夫婦のアンケート結果から，これまでにAIDについて子どもに告知した両親はおらず，95%以上の両親が今後も告知を予定していないことがわかる。また，子どもがAIDについて知る機会があった場合，子どもにとって遺伝上の親を探すことに協力するつもりであると，回答したのは夫22%，妻16%であった（第48回日本不妊学会　発表収録より）。

AIDを実施した女性の調査では「できれば子どもに告知したくない」「する必要はない」という意見が大半であり。その理由は，「子どもにとって，父親と血がつながっていない事実を知ることは，アイデンティティーを揺さぶられる体験であろうし，そんな辛い思いを大切な子どもにさせたくない」「生物学上の父親がどこかにいるということを子どもが知ることで，今まで築き上げて生きた家族の絆までも破壊してしまうのではないか」「子どもには自分の夫を本当の父親と思っていてほしい」が挙げられる。それゆえに，彼女たちは，何らかのきっかけで，子どもにその事実が伝わる事に大変な脅威に感じていると考えられる。自分たちのAIDについて他者に口外せず，夫婦2人の秘密として「お墓までもってゆく」と表現する女性もいるという。

反対に，「大切な子どもだから小さいうちから隠し事のないように話してゆきたい」という意見もある。また，「もし子どもが何らかのかたちで，出生の事実を知ったらどうするか」という質問に対して，「子どもが小さかったら，ごまかすが，ある程度の年齢になったらきちんと話す」「望まれて生まれてきた子であることを誠意をもって話す」「ありのままの気持ちを話す」など，子どもに真摯に向かうという意見もある。

(6) AIDと出自を知る権利

しかし，もし何らかのきっかけでAID子にその事実が伝わってしまい，その子が提供者の情報を知りたいと言い出したならば，どうしたらよいのであろうか。

カナダでは，生まれる子どもの150人に1人がAID子であるという。「人工授精児の会」なるものがあり，提供者の情報開示を求めている。しかし，精子バンクの多くは提供者の匿名性を守っており，AID子が「出自を知る権利」を獲得するのは困難がある。

では，なぜ提供者を匿名にするのであろうか。その理由は3つほど考えられる。まず，考えられるのは，1）提供者のプライバシーを保護するためである。かつて日本では，大学病院の医学生1人が50人の子どもの父親になっているとも言われた。提供者が家庭をもった後，50人のAID子が訪ねてきた場合，その家庭は大変な混乱をきたすに違いない。次に，2）AID子の家庭に提供者の影響を持ち込みたくないためである。さらに，3）精子バンクからすれば提供者数の減少・不足を避けるためである。現に，提供者の情報の完全開示を義務付けたスイスでは，提供者が激減し，目下のところ，AID用の精子をアメリカなどから輸入しているという。

以上の理由は，提供者，家庭，精子バンク側から見た場合に，提供者を匿名にした方がよいと考える理由である。しかし，生まれてくる当事者であるAID子自身の気持ちはどうであろうか。AIDで生まれた子どもからの意見を見てみると，意外なことが判明する。彼等の悲しみや怒りは，AIDで生まれたことというより，信頼している親から長年の間，自分にとって大切なことが告げられなかったこと，自分の出生が隠さなければならないことであること，つまり，生まれる前から親を知る権利を剥奪されていることにあるように伺える。

あるAID子は次のように告白している。

「遺伝上の父親を知りたいと思う気持ちはごく自然なものです。男性にとって，父親とは人生の目標であり，自分の将来像であり，また時として反面教師でもあります。一緒に生活してきた父の性格や行動や，人間関係を見て，私は「自分」のアイデンティティを形成してきました。家庭環境だけでなく，遺伝的素質も私にとっては重要なことなのです。自分のルーツを知らないこと，これは自分が社会に向き合うのに際して大きなハンディキャップです。」

「なぜ両親はそんな大切なことを教えてくれなかったのでしょうか？ AIDを受けたカップルの90%以上は子供には事実を伝えないと考えているそうです。しかし，隠し続ければ隠し続けるほど，両親にとっても生まれてきた子供にとってもつらいのではないでしょうか。」

「私の起源をそこまで秘密にしないで欲しいと思います。私の家では父親と私はお互いに血が繋がっていないことを知っていますが，今でも以前と変わらず一緒に暮らしています。血が繋がっていないから親子でないと言うようなことはないと思います。要は育て方の問題であって，ちゃんと育てられた子供が育ての親との親子関係に疑問を持つことはないと思います。生殖補助医療で生まれた子供にも出自を知る権利を認め，両親はちゃんと説明する義務があるのではないでしょうか。」

（参照 http://aid.hc.keio.ac.jp/message.html#too）

以上の告白から分かることは，AID 子たちがなぜ遺伝上の父を知りたがるのかという理由は，彼らは，自分がいったい誰なのか，自分の存在を確認したいのであり，あるいは，自分のルーツを知りたいからである。つまり，自分のアイデンティティを確認したいがために出自を知る権利を認めて欲しいのであると考えられる。

(7)　AIDの情報開示

そこで，子の要求に応じて，一部の国や精子バンクに徐々に提供者の情報開示の動きが出てきている。スイス，オーストラリアの一部の州，スウェーデンなどは，8歳上で，本人の希望があれば，身元の情報を開示することになっている。ドイツでは，出自を知る権利は，憲法で一般的人格権として保障されている。イギリスでは，身元以外の個人情報を子どもに教える。アメリカは法律の規定がなく，フランスは子供の「知る権利」は認められていない。日本では，AIDで生まれた人について，厚生労働省の生殖補助医療部会は2003年，本人が希望すれば，15歳以降に精子提供者の個人情報を全面開示するよう求めた報告書をまとめた。しかし，法案化には至っていないのが現状である。

第一生命経済研究所が不妊当事者を対象に行った調査（2007年5月）によると，出自を知る権利について54%が「子供には事実を知る権利がある」と答えている。また，厚生労働省が無作為抽出で実施した調査（2003年4月）によると，51%が「事実を知らせるかどうかは親の判断に任せるべき」としており，「子供には事実を知る権利がある」と考える人は15%しかいない。さらに，法律の専門家においても，「知る権利」と「知らされない権利」をめぐり意見が分かれている。いずれにせよ，AIDを希望する夫婦に対しては，生まれてくる子どもが15才以上に至ったときの告知の大切さや情報開示の可能性についてインフォームド・コンセントが必要となるであろう。

(http://group.dai-ichi-life.co.jp/dlri/ldi/watching/wt0711a.pdf)

第3節　代理母出産

(1)　インド代理母出産

2008年8月7日，日本人夫婦が，インド人女性に代理出産を依頼して女児が生まれる前，離婚したため，子供の母親や国籍が不明になるという事件が起きた。離婚した元夫は子供を引き取る意向を示したが，外務省は，出産女性を母とする日本の民法の判例に従い，日本人としての女児の出生届は受理できないという判断を元夫に伝えた。元夫が，子供を引き取るにはインド，日本国内の養子縁組に関連する法律の手続きを踏む必要があり，子供は当時，インドを出国できない状態が3カ月間続き，元夫の母親が世話をしていた。これまで，長野県のクリニックや，タレントの高田・向井さん夫妻がそれぞれ代理出産を行ったと公表しているほか，100例以上の日本人夫婦が米国で代理出産を行っているとされている。今後，途上国への「代理出産ツアー」が，大きな問題となるであろう。そこで，ここでは「代理母」について考えてみよう。

(2) 代理母出産とは何か

「代理母出産」とは，ある女性が別の女性に子供を引き渡す目的で妊娠・出産することである。また，その出産を行う女性を「代理母」という。代理母出産については，生殖補助医療の進展を受けて日本産科婦人科学会が1983年10月に決定した会告により，自主規制が行われているため，日本国内では原則として実施されていない。しかし，代理母出産そのものを規制する法制度は現在まで未整備となっている。

妻が子宮を摘出してしまった場合，妻の卵子と夫の精子を体外受精させ，その受精卵を代理母の子宮に着床させ，夫婦の遺伝子を持つ子どもを産んでもらう子ができる。また，妻が高齢な場合，卵子までも代理母に提供してもらうことも可能である。代理母出産は，ほとんどが，金銭契約に基づいてなされ，アメリカや韓国では，商業目的で，代理母を斡旋する業者が存在している。

(3) 代理母出産の種類

①借り腹（Host mother）

1978年にイギリスで世界初の「体外受精」により子どもが誕生した（図2－3）。借り腹はこの体外受精を用いて，1980年代から行われた技術である（図2－4）。代理母は子宮だけを提供するのであるから，代理母と生まれてくる子どもとは遺伝的つながりはない。生まれてくる子どもは夫婦の遺伝子をもった子どもである。アメリカでは，TVやWEBなどの広告で，代理母を募集している。そのため，女性が安易に母体を提供しやすいということには問題がある。しかし，妊娠や出産には，確実にリスクがあることも事実である。

②サロゲート・マザー（Surrogate mother）

1960年ごろから利用され，代理母は子宮と卵子も提供する（図2－5）。夫の精子を代理母の子宮に入れて人工授精させ，出産してもらうゆえ，当然，生まれてくる子どもは代理母の子どもである。妻にとっては，夫とほかの女性との子どもである。そのため感情的な問題が生じる可能性がある。また，代理母とは別の女性の卵子と夫の精子からなる受精卵を代理母に注入し妊娠・出産する場合，生まれてくる子どもには，遺伝上の母（卵子提供者），生みの親（代理母），育ての親（依頼人妻）という3人の母親がいることに

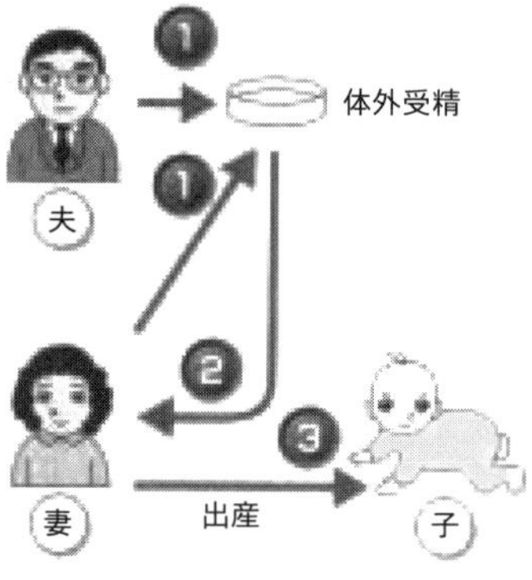

図2－3　人工授精

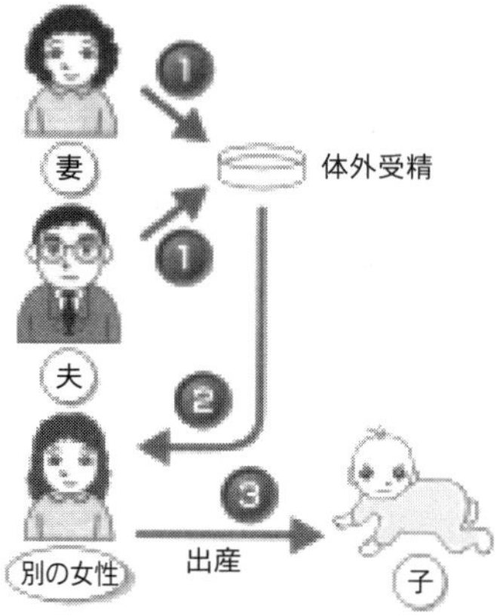

図2－4　借り腹

出所：坂本百大編著『3でわかる哲学』ダイヤモンド社より転載。

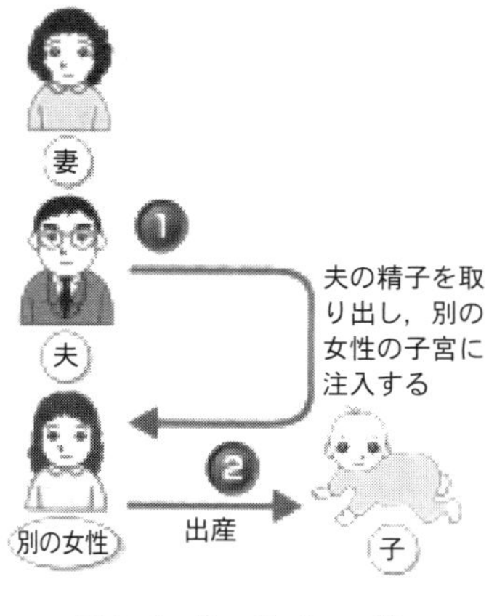

図2－5　サロゲート・マザー

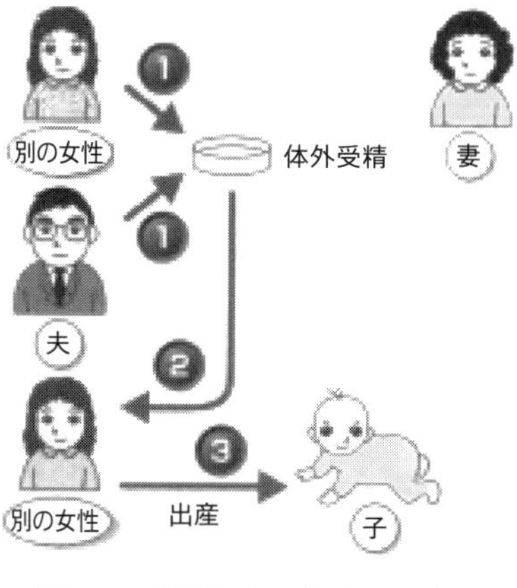

図2－6　複雑なサロゲート・マザー

出所：図2－3と同じ。

なる（図2－6）。前に述べた，インドでの代理母事件の場合が実はこれに当たる。

(4) 代理母出産の現状

現在，不妊治療として「代理母」を法律的に認めている国は，アメリカ，イギリス，イタリア，韓国である。そのうちアメリカと韓国は商業的な代理母ビジネスが認可されており，イギリスとイタリアにおいては，ボランティアとしての代理母だけが認められている。この場合，血縁者間で代理母出産が行われることが多い。

日本では，不妊治療法の一つで，夫婦の受精卵を第三者の女性に妊娠・出産してもらう「借り腹」について，一般市民の4割以上が容認していることが，厚生労働省の研究班による調査で分かった。借り腹を含む代理出産については，意外に容認派が多いことが判明した。調査は，生殖補助医療技術に関する意識を調べるため，2003年1月，一般の男女（20～69歳）5840人に調査票を渡し，3647人が回答した（回答率62.4%）。借り腹について「（自分が対象者だったら）利用したい」「配偶者が賛成すれば利用する」と答えた人は計43.3%。99年に実施した同様の調査での31.2%から急増した。「配偶者が望んでも利用しない」は56.7%であった。（毎日新聞2003年8月9日記事より）

しかし，厚生科学審議会の部会が「いかなる理由であっても代理母は禁止」という結論を打ち出した。その理由として，子どもの福祉の観点から，複数の母がいることは子どもを混乱に導くと指摘する。また，女性の身体を生殖機械のごとく扱うことは，女性の尊厳を踏みにじる行為であり，ビジネス化は，社会的混乱を招くと心配されるからである。

しかし，日本国内で代理母を禁止したとしても，合法化されている国へ行って代理母を利用することを止めることはできない。海外での代理母出産による日本人夫婦の子どもは，相当数（日本人が米国で実施したものだけで100例以上）あるとされる。

このように，代理母出産が原則として禁止されているが，歯止めがかからない理由には，強い需要があることが挙げられる。日本において子宮障害などのため不妊となっている女性は，20万人はいると推測される。彼女らは自分の子を授かるには代理出産による方法しかない。たしかに養子制度に求めることもできる，という主張もあるが，しかし遺伝的つながりを求める夫婦の要求を満たすことは難しい。不妊治療経験者のうち，養子制度について考えたことがない者が62%をしめ，そのうち66%が子との遺伝的つながりを求めている，という調査もある。

その後，2008年4月，日本学術会議により，代理出産の法規制と原則禁止などに関する以下の提言がおこなわれた。

- 代理出産の法規制と原則禁止が望ましい
- 営利目的での代理出産の施行医，斡旋者，依頼者を処罰の対象とする
- 先天的に子宮をもたない女性及び治療として子宮摘出を受けた女性に限定し，厳重な管理下での代理出産の臨床試験は考慮されてよい
- 試行にあたっては，医療，福祉，法律，カウンセリングなどの専門家で構成する公的運営機関を設立し，一定期間後に検討し，法改正による容認するか，試行を中止する
- 代理出産により生まれた子は，代理出産者を母とする
- 代理出産を依頼した夫婦と生まれた子の親子関係は，養子縁組または特別養子縁組によって定立する

さらに，2008年5月には，代理出産に積極的な超党派の国会議員による勉強会が，代理出産を条件付きで認める法案を，議員立法で国会に提出する方針を固めた，という報道がなされたが，今のところ提出はなされていないのが現状である。

ここで問題となるのは，代理母出産による子どもと法的身分の関係である。海外での代理母出産による日本人夫婦の子どもは，戸籍や国籍等の法的身分が問題となる。日本では，最高裁判決を根拠に「出産の事実をもって母とする」とされているため，代理母出産による子どもの戸籍上の母親は，代

理母である。そのため，その子の国籍を得るためには，外国で代理母を実母とする出生証明書を作り直した上で養子縁組をし，日本に帰化させる手続きが必要である。

(5)　ベビー M 事件

次に，代理母出産に関するトラブルを見てみよう。米国において，代理母が生んだ子どもに愛情を感じたがために，その子の引き渡しを拒んだ事件である「ベビー M 事件」（1986 年）がある。この裁判では，心変わりをした代理母（サロゲートマザー）と依頼人が，代理母契約の是非および子どもの引き取りに関して争った。1987 年 7 月 3 日，ニュージャージー州第一審裁判は，代理母契約を適法とし，依頼人夫妻側に永久的な養育権を認めた。ところが，代理母はこれを不服として最高裁判所に上訴した。最高裁は，代理母契約を新生児売買に当たるとして無効とした。さらに，ベビー M の父親を遺伝上の父である依頼人の夫とし，母親は遺伝上の母であり，生みの親の代理母であるという判決を下した。しかし，この 2 人が一緒に養育することは不可能である。そこで裁判所は，「子どもの最善の利益」という観点から，依頼人夫妻に養育権を，そして代理母には訪問権を認めたのである。

この判決は，一見，妥当と思えたが，両者の経済的・社会的格差を考えると疑問が残った。依頼人は裕福でエリートであった。それに対し，代理母は貧しく無職であった。はたして，子どもの利益は経済的・社会的に測ることができるのであろうか。また，商業的な代理母斡旋は，経済的・社会的に優位な人が，貧しい女性を搾取してはいないだろうか。こうした懸念が生じてきたのである。

(6)　代理母と倫理

子どもをもつという幸福から，身体的な障害によって隔てられている人は，他人と同様に自分の子どもをもつ権利をもっている。つまり，そのために代理母を依頼することは，個人の幸福追求の権利である，と考えられる。しかし，代理母にはいくつか問題もある。① 代理母は女性を子どもを産むための道具として利用することである。② ビジネスとしての代理母は，女性の生む機能の商品化である。③ 夫婦間に第三者が介入することで，夫婦関係が不安定になる。④ 親子や家族の概念に混乱が生じる。最後の問題に関連して，代理母の妊娠中に依頼人が離婚してしまった場合，だれが親となるのであろうか。冒頭で述べた2008年，インド人女性に代理出産を依頼した日本人夫婦が，女児の誕生前に離婚し，女児がインドを3カ月にわたり出国できなかったという事件が，まさにこれである。

日本産科婦人科学会の倫理委員長の話によると，子どもが生まれる瞬間は，両親がそろっているのが自然の姿であろう。代理出産を依頼した夫婦が，子どもの誕生前に離婚するという，危惧されていた問題が現実になってしまった。代理出産の是非は，生まれてくる子どもの福祉を最優先に考えるべきであり，今回の事件を踏まえると，国内で代理出産の試行をするとしても，極めて慎重に行われなければならない，という。代理出産で問題が起きたとき，苦しむのは当の子どもである。誰が何のために代理出産を依頼するのか。そのことを我々は常に考える必要がある。

第4節　出生前診断

はじめに

出生前診断は，胎児の生命の質を調べ，いわゆる普通の子を産むための診断技術である。もしその検査で異常が発見された時，中絶を望む場合がある。この中絶は，普通の中絶とは異なり，胎児の生命の質に基づいた判断を理由に行われる。このような中絶を「選択的人工妊娠中絶」という。ここでは，出生前診断と選択的中絶に関連する問題を考えてみよう。

(1)　出生前診断とは何か

「出生前診断」（prenatal diagnosis）とは，生まれてくる子どもの健康状態，障害や遺伝病の有無を，お腹にいる胎児に段階で調べる検査技術，及び検査結果に基づく診断行為の総称である。それは妊娠の全期間内に行われている。胎児や母体を傷つけない安全な方法として，超音波診断がある。その他の方法としては，羊水検査，胎児鏡検査，絨毛検査があり，妊娠初期・中期に行われる。このような方法は，胎児の状態を把握し，適切な対処を行えば，安全な妊娠と出産に役に立つ。

ところが，予期しない問題が生じる場合がある。たとえば，超音波診断によって男女の区別は，早ければ妊娠5カ月ごろから見分けることができるようになるが，子どもが女子ばかりいる親が，胎児が女の子であると分かると，中絶を希望することがある。この場合，「母体保護法」からすると，中絶の対象にはならず，生むように勧めることで問題は複雑にはならない。深刻な問題になるのは，胎児に遺伝病や染色体異常が見つかった場合である。

羊水検査，胎児鏡検査，絨毛検査は，遺伝子レベルのデータを得ることができる出生診断である。たとえば血友病を取り上げよう。血友病はX染色体上に病因遺伝子があり，女子の場合その1つに遺伝子があっても発病しない。したがって，X染色体がひとつである男子のみに発病する。それゆえ，出生前診断で女子であることが判明すれば出産していた。現在では，さらに男子でも，保因者かどうかがわかり，以前は中絶の対象とみなされていた男子の胎児は救われることとなった。この点では出生前診断は有効であるが，選択的中絶という観点からすると，問題が残る。その後，血友病は治療法が発展し，中絶の対象とすることは疑問視されている。

しかし，中には選択的中絶のために開発された診断技術もある。母体血清マーカー検査は，胎児にダウン症などの障害を見つけ，妊娠の継続・不継続を考えるための判断材料を提供する検査である。ダウン症は，染色体が1本多いためにおこる。これは母体血清マーカー検査と羊水検査と組み合わせることで，ほぼ確実にわかる，という。そして，ダウン症であることが判明した親は，たいてい中絶を望む。しかし，このことは，ダウン症者と普通に暮らす家族の人たちから見れば，批判されるべきことであろう。なぜなら，そのことは，恐怖心を抱かせ，ダウン症を特別視することにつながると考えられるからである。

出生前診断が行なわれるようになった理由として晩婚化と少子化があると

される。とくに晩婚による高齢出産では，ダウン症等染色体異常が発生する確率が高まる。少子化により，親は完璧な子どもを求める傾向がある。また，検査自体が安全で手軽になったということもある。アイルランドやカナダは，出生前診断を禁止しており，イギリスやアメリカのカリフォルニア州は，福祉コスト削減の名のもとに障害児を産まないようにするために，マス・スクリーニングを普及させているのが他国の現状である。

(2)　選択的中絶

それでは，日本の現状はいかなるものであろうか。かつて，「優生保護法」（1948年施行）では，本人または配偶者，あるいは親族に遺伝性疾患がある時に，中絶の可能性を認めていた。それは，生まれてくる子の遺伝病による不幸や遺伝子の子孫への引き継がれることを防止するためになされた。しかし，現在の「母体保護法」（1996年改正）においては，出生前診断による選択的中絶は法的には認められていない。にもかかわらず，選択的中絶は現実には行われている。どうしてであろうか。このあたりの微妙な事情を理解するために，まず，日本の現状と法律についてみてみよう。

日本は中絶率が異常に高いといえる。統計から見ると，妊婦の約22%が中絶しており，既婚者の占める割合が大きい。アメリカは，0.9%である。母体保護法では，妊娠22週未満で，3つ理由に該当する場合に限り，人工妊娠中絶が例外として許されている。22週以前の胎児は，母体外では生きていけないが，それ以降の胎児は，母体から独立した人格，生存権を持つゆえ，人格を殺すことになる中絶は許されないのである。さて，母体保護法（第14条）で許される3つの理由とは何であろうか。1）身体的理由，2）経済的理由，3）レイプなどによる望まない妊娠である。1）については，妊婦が心臓病等の持病を持つ場合などで，妊娠の継続・出産により母体にリスクが高くなるとき，母体保護の立場から中絶がなされる。ここには哲学的背景がある。自己意識をもつ存在が人格（person）を持つが，胎児には自己意識はない。つまり，潜在的な人格を持つ胎児より，現に人格を持つ母親を優先するということになる。2）の経済的理由を認めているのは，先進国の中で日本だけである。実はこの理由が拡大解釈され用いられている。

次に，以上の「3つ理由で容認される中絶」(一般的中絶) と「選択的中絶」との決定的な相違について考えてみよう。一般的中絶は，子どもがどのようであるかということに関係なく中絶がなされる。すなわち，中絶が行なわれることは胎児の生命の質に依存しない。ところが，「選択的中絶」は親が胎児の生命の質を出生前診断により調べ，「生まれてよい子とそうではない子とを選り分けている」のである。先に述べたように，母体保護法では，障害や病気を持つ胎児を選択することは認めてはいない。実は，2) の経済的理由が拡大解釈されることによって，「選択的人工妊娠中絶」が行なわれているのが現状である。

⑶　インフォームド・コンセント

現在，出生前診断をおこなうに際して，インフォームド・コンセント (十分な説明と理解・同意) のあり方が問題となっている。そこで，例として，厚生科学審議会先端医療技術評価部会・出生前診断に関する専門委員会による「母体血清マーカー検査に関する見解」を参考に考えてみよう。

母体血清マーカー検査は，採決の身で胎児にダウン症や脊髄異常のリスクの確率を調べる検査である。妊娠中期 (15週ごろ) に，胎児や胎盤から分泌される二種類のホルモンとタンパクの量を測定し，母親の年齢や遺伝的な環境など，ダウン症が発生する危険因子を調べ，胎児がダウン症等である可能性を計算する。

以上から判明することは，この検査は確定診断ではない，ということである。つまり，リスクが高いといわれても胎児が疾患を持っていない場合もあり，またリスクが低いとされて子どもが疾患を持っていた場合もある。したがって，妊婦が誤解や不安を抱かないためにも，インフォームド・コンセントが徹底される必要がある。採血だけという受診自体の手軽さから，妊婦は重大な選択を迫られる可能性があることを知らずに検査に臨むため，出生前診断においては，受診前にカウンセリングが推奨され，かなり深い内容の説明をする必要がある。たとえば以下のような内容である。

① 障害を持つ可能性は様々であり，先天的なものだけでなく，後天的な障害の可能性も忘れてはならないこと。

② 障害はその子どもの1側面でしかなく，障害という側面だけから子どもを見ることは誤りである。

③ 障害の有無やその程度と本人および家族の幸・不幸は関連がないこと。

しかし，情報が多すぎると，受診者は必要以上におびえてしまい，また情報が少なすぎると，安易な受診を助長させ，かえって結果的に大きな打撃を与える可能性も指摘されている。

⑷ ダブル・スタンダード

障害者団体から，選択的中絶は差別であるという批判が出ている。障害があるならば，生まないことを前提にして行われる出生前診断は，現実に生きている障害者に対して，「あなた方は生まれるべきではなかった」というのに等しい，というのである。

この問題について，玉井真理子氏は以下のように考えている。健康な子どもを持ちたいという個人感情は否定できないし，そうして感情はいまいきている障害者を生きにくくさせるものではない。障害者の出生を個人的に回避しようとする選択の一方に，障害者施設の充実という社会全体の選択があるならば，それでよいのである。つまり，ここには，生まれる以前の問題と生まれてからの問題は別であるというダブル・スタンダードの考えがある。

しかし，このダブル・スタンダードを実際に適用することは可能であろうか，という疑問も残る。

⑸ 胎児の安楽死

胎児が，小頭症や脊椎破裂のような治療法がなく長期生存が不能な重度の障害を持つ場合だけは，選択的中絶は認められるのではないか，という意見がある。1999年，オランダ政府は，出生前検診で致死的な障害がみつかった胎児の「安楽死」となる妊娠後期中絶を合法化する提案を国会に提出した。出生前診断の技術進歩で，日本を含む先進国で重い障害を持つ胎児へのやみ中絶が急増しており，オランダは各国に先駆けてこれに法の歯止めをかけようという狙いがあろう。しかし，この「命の選択」の法制化に，障害者団体は「どこで線引きをするのか」と激しく反発している。

この法案は，オランダ産科婦人科協会の勧告をもとに，① 胎児が水頭症，せきつい破裂などの治療が困難か，または致死的な障害を持つ，② 両親，あるいは妊婦の自発的意思がある，③ 医師が同僚と相談の上で合意，という条件を満たした場合，妊娠24週以降の後期中絶を容認するという内容である。

この政府提案で最大の問題点となることは「致死的な障害とは何か」ということである。同協会は，ダウン症，HIV感染，筋ジストロフィーなど，新生児が一定期間以上，生存可能な場合は対象外としているが，オランダ・ダウン症患者基金は「ほかの先天的な障害を持つ胎児もなし崩し的に中絶される」と警戒している。

第5節　脳死・臓器移植

(1)　見えない死

先端医療技術の発展は，脳死という「見えない死」「分からない死」という概念を生み出した。従来の，心拍停止，呼吸停止，瞳孔散大という「死の三徴候」に基づいて判定される死が，「見える死」「分かる死」である。脳死は，大脳（思考・感情・意識・判断を司る），小脳（運動の平行），脳幹（呼吸・体温調節・血液循環）の機能停止したいわゆる全脳死の状態である。各臓器・器官が統一的に機能するのは，脳幹を含む脳を中心とした神経系が各臓器・器官を統合しているからである。全脳が機能喪失したとき，人は個体としての統一性を失い，脳死となる。それに対し，植物状態は，大脳と小脳の機能は停止しているが，脳幹の機能はまだ失われておらず，医学的には人の死ではない。脳死の場合，瞳孔は散大しているが，人工呼吸器で酸素を送れば呼吸は停止せず，心臓の脈拍もある。従来の死の判定基準である「死の三徴候」のうち2つの徴候が見られないということになる。さらに，血液が循環し温かく，脈があり，涙も汗も出るのである。それゆえ，まさに「見えない死」「分からない死」となる。

(2) 脳死と臓器移植

次に，脳死と臓器移植について見てみよう。1967年に南アフリカで世界初の心臓移植が行なわれた。1970年に米国カンザス州で世界初の脳死法が制定された。歴史から見ると，臓器移植から脳死概念が考え出されている。脳死を人の死とみなさなければ，臓器移植は殺人罪になるからである。臓器の生着可能性の観点からすると，心臓，腎臓，肝臓に限って考えるならば，死体からの移植が可能な臓器は腎臓である。しかし，鮮度がよいとはいえず機能的に問題があることは否めない。生体間移植は，腎臓（2つのうち1つ），肝臓（部分）が可能であるが（心臓は不可能），健康体にメスを入れるということに問題があり，ドナー側に後遺症等の大きなリスクがある。そこで，脳死の場合を考えると，心臓，腎臓，肝臓すべての移植が鮮度の点でも，また，リスクがないという点においても有効であることが分かる。

(3) 現臓器移植法の特色

厚生労働省は6項目の脳死判定基準（1985年）を作成した。1）深昏睡，2）自発呼吸の停止，3）瞳孔散大，4）脳幹反射の喪失，5）平坦脳波，6）6時間後の再チェックである（ただし6歳以上）。1997年に脳死移植法が成立し，1999年に日本において始めて脳死臓器移植が行なわれた。この臓器移植法のもとになったのは，臨時脳死及び臓器移植調査会の答申である（1992年）。答申によると，脳死を人の死とし臓器移植を認める考えを多数意見としているが，反対の少数意見も併記している。つまり現在の脳死法は，「脳死になった人は一律に死体とする」，というのではなく，「脳死を人の死だと思わない人や迷っている人」（国民の30%）の死生観を守っている。現臓器移植法では，「脳死を人の死である」という強制はなく，「脳死を人の死である」と考えてドナーカードで意思表示をしている人にだけ，臓器提供をお願いするということになる。人の死とは何かという問題は，人それぞれの価値観，生命観，宗教観，哲学に深く関連する。現臓器移植法は，それらの多様性を限りなく認め，脳死・臓器移植をできるようにしている。その意味からして，森岡正博氏の指摘にあるように，現臓器移植法は，「死にゆく者を手厚く保護する法律」であるといえよう。

⑷　哲学的背景

ところで，多数意見のよって立つ哲学的背景とは何であろうか。ひとつは，医学は科学であるという科学主義であろう。しかし，最先端の生命科学を無条件に信頼することは危険であり，それが医療現場や社会に応用されるときに生じる摩擦，問題をしっかり読み解き，科学技術をリードする哲学が必要になる。もうひとつは，デカルトが精神と身体とを分離する二元論に依拠し，人間の生命の中心は脳にあるという理性主義である。少数意見は，生命は有機的統一体と見ており，それを脳がすべて司っているとするのは根拠に乏しいと批判する。

脳死は人の死だとする考えは，人間の本質は脳にあるという「脳還元主義」を前提としている。英語圏の生命倫理学者は，この「脳還元主義」を採る人が多い。脳還元主義の理論を貫いているものは，「人間の生と死は中枢神経系の発達と崩壊の過程に他ならない」とする生命観である。このことから，中枢神経系の機能に対応して人間の生命の質が序列化する。そして，人間の生命の始期（成熟過程）と終期（崩壊過程）に対応があることになる。しかしこの対応は成功していない。というのは，終期における脳死のレベルには，始期では妊娠8週目が対応している。これはおかしなことである。脳死を死と認めるならば，妊娠8週目以降は中絶ができないことになる。しかし，母体保護法では22週以前は中絶が可能となっているからである。この点から見ても，脳還元主義の生命倫理には限界があろう。

⑸　臓器移植法改正

2009年7月に，「脳死は人の死」を前提に，本人の意思が不明な場合でも家族の承諾で0歳からの臓器提供を可能にする改正臓器移植法（A案）が成立した。1997年に成立した現行法下では禁じられている15歳未満からの臓器提供に道が開かれることとなった。ただし，「脳死は人の死」とする死の定義変更には強い慎重論がある。そのため，A案提出者は，「『脳死は人の死』は移植医療時に限定される」と配慮を示している。改正法は公布から1年後に施行されることになる。

欧米に比べ，特に脳死臓器移植の臓器提供に関する制約が厳しく，移植数が少ないと指摘されており，脳死臓器移植の施術状況を考慮しながら，法律施行後3年を目処に見直すことになっていた。しかし，10年以上が経過したが，脳死臓器移植の数（81件）がなかなか増えることがなく，移植医療が停滞していたにもかかわらず，長いこと改正されることがなかった。

以下に，成立した法案（A案）の骨子を列挙しよう。

① 死亡者の意思が不明で遺族が書面で承諾していれば，医師は死体（脳死した者の身体を含む）から臓器を摘出できる
② 本人の意思が不明でも，家族が書面で承諾していれば，医師は脳死判定できる
③ 親族に臓器を優先提供する意思を書面で表示できる
④ 政府は虐待児から臓器が提供されないようにする

しかし，このA案には様々な懸念される点も多いと考えられる。そこで，以下において，いくつかの問題点に触れてみよう。

(6) 死の定義と社会的合意

このA案の問題点は，たしかに移植の拡大は必要であるが，死の定義変更にはたして社会的合意がなされたのであろうかという点である。改正臓器移植法は，現行法とは理念がかなり異なっている。97年に現行法が成立するまでには，さまざまな考えが周到に議論された経緯がある。その結果，先述したように，「脳死は人の死」と考えない人にも配慮した法律であった。

09年6月の世論調査（毎日新聞）によると，現行法のように「臓器提供の意思を示している人に限って脳死を人の死と認めるべきである」と回答した人が過半数に上るという。

また，本人の意思が不明でも家族の同意だけで臓器摘出ができる点も懸念される。というのは，臓器摘出した後に，本人が拒否していたと分かることがありうるからである。

(7) 公平性

「親族優先」は移植の公平性を損なう可能性がある。また，倫理的に問題のある移植を誘発する恐れも考えられる。現行法では，この親族優先は施行当初，厚労省は認めていたが，途中から，公平性の立場から，親族優先（指定）が禁止された。つまり，臓器移植ネットワークはそのために考え出されたシステムである。ところが，当時から，この親族優先を外した場合，ドナーカードが普及しなくなるという懸念が存在した。同様に，改正法の場合においても，親族優先を認めないと臓器提供は進まない可能性があり，公平性の確保とのディレンマが存在していると考えられる。

(8) 子どもの脳死判定

子どもの脳死判定は，成人より難しいということである。たしかに年齢制限が撤廃されたことは，国内での子どもの臓器移植に大きな道を開いた。それまで，子供が移植を受けるには，海外へ渡航するしか手立てがなかった。そのことは，経済的にも時間的にも，莫大な負担があった事は否めない事実である。その点では本当に大きな福音をもたらしたといえよう。しかし，小児脳死判定という新たな課題が生まれてくる。

日本小児学会は，脳死になった子どもからの臓器移植を検討するプロジェクト委員会を発足させた。現在の国の指針では定められていない6歳未満の脳死判定基準や虐待を受けた子の見分け方，子どもの自己決定権をどのように守るかなどについて議論する予定である。子どもは年齢が下がるほど脳の回復力が高い傾向があるため，脳死判定が難しくなるという。

(9) 脳死と看取り

作家の柳田邦男氏は，次男が心停止後に腎臓を提供した経験を持っており，現在，脳死移植の検証会議委員を務めている。「改正というにはあまりに価値観が変わるA案が政局のどさくさで成立してしまった」と，柳田氏は語る。ドナーの遺族が葛藤や動揺を抱え，ケアが必要であることが10年間でわかってきた。移植医療とは，ドナーも含め大変重い一人ひとりの死を，どう見守っていくかということである。したがって，ドナー数の増加や手続きの簡略化ばかりに拘泥するのは死への冒涜であろう。改正法では，「脳死は人の死」とするが，医療現場は決して脳死を押し付けてはいけない。家族が脳死判定や提供を拒否することにストレスやうしろめたさを感じることのないようにしなければならないだろう。柳田氏が述べているように，それこそが，「心ゆくまで看取りができる環境」なのである。

（2009年7月14日付の毎日新聞朝刊を参照）

第6節　安楽死と緩和医療

はじめに

森鴎外の小説『高瀬舟』（1916）のテーマは，安楽死である。不治の病に倒れた弟が，絶望と苦悩の最中，自らの喉を剃刀で掻いて自殺を図る。しかし，死に切れずに兄に自殺の幇助を依頼する，という物語である。森鴎外は，「安楽死」という語を日本に最初に紹介したのであった。

紀元前5〜4世紀のギリシャ時代に，「ヒポクラテスの誓い」という文書があった。医師集団として活動するための誓約書である。そのなかで「致死薬は誰に頼まれてもけっして投与しません。またそのような助言をも行いません」と謳われている。以来，医学・医療は，死について深入りすることを避けてきた趣がある。つまり，できるだけ長く命を持続させることに目標を置いてきた。

しかし，現在にあって，重度の障害を持って生まれてきた新生児やがん末期の患者が，長くは生きられないことが確実であるとき，延命のために，大手術を繰り返すことに意味があるのであろうか。近年における，医療と延命技術の高度化を背景とし，治療行為の中止の問題が表面化してきている。また，医療や治療の内容について患者の自己決定権が尊重されるようになり，開かれた協議の必要性も生じてきた。

2000 年，オランダは世界初の医師による安楽死を合法化する法案を可決した。次いで，2002 年，ベルギーは積極的安楽死を認める法案を可決した。この 2 つの安楽死の合法化は，世界に大きな衝撃を与え，そこでは積極的安楽死をめぐる議論が起きている。さらに，現在，安楽死の問題は，ターミナル・ケアや緩和医療の問題とも関連し，生命倫理上の大きな位置を占めている。

(1)　安楽死とはなにか

安楽死（euthanasia）という言葉は，ギリシア語の eu（よい）＋ thanatos（死）に由来し，「苦痛のない，安らかな，よき死」，すなわち「大往生」を意味している。しかし，この語はかなり限定した意味を持つようになった。重病人が，苦しみのあまり楽になるために自ら命を絶った場合は，自殺であり安楽死ではない。安楽死とは，「耐えがたい肉体的苦痛に苛まれている人を，安らかな死に，医療者や家族等の人が手を貸す行為」を指す。

安楽死が実際に行われた歴史的事実がある。ドイツ・ナチスは，生きるに値しない，しんだ方が本人の幸福であるとして，精神病患者や重度障害者を安楽死させた。安楽死は，十分な考慮がないと，危うい方向に向かう可能性があることは重要である。また，安楽死は，嘱託殺人，自殺幇助として疑われるため，裁判になることがあることも重要である。

(2)　安楽死の方法

1991 年，東海大学安楽死事件が起き，世間の注目するところとなった。多発性骨髄腫で入院中の患者に，家族に頼まれて若い主治医が塩化カリウムを投与し，死に至らしめた。1995 年に横浜地方裁判所で執行猶予付きの有罪判決が出た。その際，安楽死についての基準が示され，安楽死は以下の 3

つに分類された。

① 消極的安楽死：苦しむのを長引かせないために，延命治療を中止し死期を早める不作為型（尊厳死）
② 間接的安楽死：苦痛を除去・緩和するための措置をとるが，それが同時に死を早める可能性がある治療を続ける
③ 積極的安楽死：苦痛から免れさせるため，意図的・積極的に死を招く措置をとる

いずれの安楽死についても，患者の自己決定が重視さている。消極的安楽死と間接的安楽死は，家族等による本人意思の推定も認めているが，積極的安楽死は，本人の明確な意思表示を要求している。たとえば，激しい苦痛に苛まれている末期がん患者本人が楽にしてほしいと要請していることが明確である場合，患者が呼吸麻痺や肺炎を起こした時，送管や抗生物質の投与等の治療を控えることが，「消極的安楽死」にあたる。この場合，肺炎を治すよう延命のための積極的な治療（抗生物質の投与）を取らずに患者を死なせることである。また，延命より苦痛の除去を優先して，心臓に著しく負担をかける強力な麻酔薬を患者に投与し続けることが，「間接的安楽死」ということになる。強力な麻酔薬は，患者の余命を 10 日前後に短縮してしまうことになる。しかし，消極的安楽死も間接的安楽死も容認されており，医師が殺人罪に問われることはない。

ところが，医師が患者に致死薬（塩化カリウム，筋弛緩剤など）を用いて患者の命を直接絶つならば，「積極的安楽死」である。東海大学安楽死事件はこの積極的安楽死にあたる。

⑶　植物状態の安楽死（尊厳死）

これまでがんなどの末期患者の安楽死について考えてきたが，安楽死は植物状態の患者についても問題になる。植物状態とは，医学的には大脳皮質の新皮質や辺縁皮質の機能が遮断されるか脱落した状態と説明される。この状態に改善の余地がないとき，このまま治療・看護を続けるべきなのかという

疑問が生じる。

ニュージャージー州に住む21歳のカレン・クラインは，1975年植物状態になった。両親は回復が見込めないため，人工呼吸器を外して安らかに死なせてほしいと主張した。しかし，医師側がこれに同意せず裁判になり，翌年に最高裁は人工呼吸器の取り外しを認めた。しかし，彼女は自力呼吸を少し回復し，その後，9年間にわたって生き続けた。しかし，回復の見込みのない植物状態であったことに変わりはなく，人工呼吸器とともに栄養・水分補給装置も取り外してもよかったのではないかという問題が生じた。

ナンシー・クルーザンは，25歳で交通事故のために植物状態になった。自発呼吸ができ，栄養と水分補給がつづく限り，40年ぐらい生きる可能性があった。両親は，生き続けることは娘の意思ではないとして，はずすことを訴えた。連邦裁判所は，この場合，死を選ぶ権利を認め，1990年に死を迎えた。これは消極的安楽死に当たる。

安楽死の議論では常に自己決定権が重要であった。しかし，これらの場合のように植物状態になると，本人の意思の推定が困難になる。そこから，あらかじめ自分の意思（不必要な延命治療は拒否する）を表明しておく「リビング・ウィル」（生者の意思・生前発行遺書）を主張する尊厳死という考えが出てきた。

日本尊厳死協会では，「尊厳死の宣言書」を作成し，それに署名して「リビング・ウィル」としている。内容は，① 無意味な延命措置の中止，② 苦痛はできるだけ緩和，③ 数か月以上の植物状態が続くときは生命維持装置を取り外すことを要請，となっている。この場合，① と ③ は消極的安楽死，② は間接的安楽死に該当する。

⑷　積極的安楽死の合法化

積極的安楽死が合法化されている国は，オランダ（2000），ベルギー（2002），ルクセンブルク（2008）である。また，アメリカ・オレゴン州（1997）とスイス・チューリッヒ州（2000）も合法化されている。日本においても，1995年の東海大学安楽死事件の判決で，つぎの4要件を満たせば法的に認められ，医師は罪に問われないという。

① 耐えがたい激しい肉体的苦痛が存在すること
② 患者の死が避けられず，死期が迫っていること
③ 苦痛を除去・緩和するための方法を尽くし，他に代替手段がないこと
④ 命の短縮を承諾する患者の明示の意思表示があること

さらに留意点として，患者に病名告知をし，2名以上の医師が同意すること，致死薬の選択が適切であること，が挙げられる。しかし，その後2004年までに17件の安楽死事件があったが，裁判所が認めた合法的な安楽死は1件もない。

⑸ 合法化反対論

このような積極的安楽死の合法化に対して，以下のような理由に基づく，強力な反対論もある。

① 医師の職業倫理に反する
② 終末期医療の停滞
③ 患者と医療スッタフとの間の信頼関係の崩壊
④ 貧富の差が生死の差につながる
⑤ 不正な方向への拡大

特に⑤の意見は重要である。ドイツにおいては，重症患者から障害者等への拡大が懸念され，合法化は社会的に「生きるに値しない生命」の抹殺につながるという不安を抱く人がいる。この背後には，ナチス・ドイツによる「障害者安楽死計画」の教訓が人々の奥底に根をおろしていると考えられる。しかし，合法化反対派も，消極的安楽死については，ほぼ容認している。

(6) 安楽死と死の看取り

消極的安楽死と積極的安楽死とは区別できるのかという問題がある。つまり，「死ぬに任せること」と「殺すこと」，あるいは，「不作為」と「作為」との間に，明確な線を引くことができるのかという問題である。ドイツの法学者や倫理学者のなかには消極的安楽死は「患者をよき死へと導くこと」であり，本来の安楽死であり，消極的安楽死は積極的安楽死とは根本的に違うと考えている。患者が「よき死」を迎えることができるようにするため，苦痛の緩和や延命措置の制限もありうるだろう。重要なことは，「死の看取り」である。したがって，死への自然な経過に沿った消極的安楽死は，「よき死の助け」とみなされるであろう。

また，間接的安楽死と積極的安楽死の境界線も問題になることがある。つまり，モルヒネ投与は，末期の苦痛を緩和し，患者をよき死へと導く医療措置か，それとも，患者の死期を意図的に早める積極的安楽死かという問題である。ドイツでは，ナチス時代の安楽死計画の後遺症から，モルヒネは苦痛緩和の最終手段として，臨終間際にしか投与されない。モルヒネの投与を極度に恐れる医療者が多くいるからである。こうしたモルヒネに対する抵抗感が，患者の「よき死」や「死の看取り」を妨げていると指摘する倫理学者もいる。彼らは，モルヒネによる苦痛緩和は，積極的安楽死とはみなさず，むしろ，患者に「よき死」を迎えさせてあげるためにも，「死の看取り」にはなくてはならないものと考えている。

(7) 安楽死から緩和医療へ

安楽死が合法化されたオランダやアメリカ・オレゴン州などで実施された調査結果によると，末期がんで肉体的苦痛に苛まれる患者が積極的安楽死を選択する原因は，人生に対する孤独，伴侶との離別，経済的問題等である。さらに，適切な緩和ケアと心情面でのケアが行われていれば，末期がんの患者が安楽死を望むことはほとんどないという。

欧米では，緩和ケアの考えが確立されているが，日本の緩和医療は遅れている。東京大学医学部付属病院緩和ケア診療部長である中川恵一氏によると，緩和ケアとは「がんなど，生命を脅かす病気に直面する患者の，痛みなどの身体の症状のほか，精神的，社会的なつらさを含めた，全人的な苦痛を癒し，患者と家族の生活の質を良くするアプローチ」であるという。緩和ケアは，中世ヨーロッパにおいて，キリスト教の精神から，巡礼者，病人，貧窮者を救済した hospitium（ホテル，ホスピタルの語源）に起源がある。現在では，1967年にシシリー・ソンダースにより，ロンドンに設立された「セント・クリストファー・ホスピス」の思想と実践が，世界のホスピスに影響を与えている。

具体的な緩和ケアは，痛みの緩和（身体的苦痛への対処），死への不安（精神的苦痛への対処），残されるもの，とりわけ配偶者への対処などである。がんの苦痛を和らげることは，もっとも重要な緩和ケアの役割であり，モルヒネを薬として飲むことである。モルヒネは悪いイメージがあるが，口から飲む分には安全な薬であるという。モルヒネなどを適切に使い痛みのない患者の方が長生きする傾向がある。しかし，日本のモルヒネの使用量は先進国の中では圧倒的に少ない。

緩和ケアが普及しない背景には，日本人の「死なない感覚」がある，と中川氏は指摘している。現在のわれわれの生活の中では，死の存在が見当たらない。そのことは，都市化による核家族化で，上の世代との交流が希薄になり，また，宗教心がなくなってきたことも原因と考えられよう。さらに，死が病院の中に隔離されてしまったこともある。かつて，死が家の中にあった時代に，人が死んでいく過程を知ることができた。しかし，現在の日本人はそのことを知らない。日本人の死生観が大きく変化したのであろう。中川氏が言うように，「人々は，ずっと生きていくつもりで生きているようになってしまった」のである。この日本人の「死なない感覚」は，がんの治療においても，完治のみの追及姿勢を産んだのであろう。元来，病気において「治癒」ということばは，「治す」と「癒す」の両方からできている。したがって，がん治療においても，治療と緩和ケアの両立が必要であると考えられよう。

第3章
クローン・ES細胞・iPS細胞（再生医療の倫理）

はじめに――クローンからiPS細胞へ――

1998年，第4回国際生命倫理学会（日本大学会館）において，「クローン技術を用いて，人の胚や胎児細胞から移植用の組織や臓器をつくることは認められるのではないか」という発言が，物議をかもした。オーストラリアのマードック研究所ジュリアン・サビュレスクは，「われわれには，自分の組織にクローン技術を利用する権利があり，それは中絶をする権利と同様である」と主張したのである。たとえば，損傷を受けた脳機能を回復させるために，受精から19週以内の自分のクローン胎児を中絶して，その脳を利用するというケースが提案された。たしかに，このケースでは免疫不適合の心配はなく，慢性的な臓器不足を解消できるという期待もあろう。しかし，何かとてつもなく恐ろしさを感じざるを得ないのである。驚いたことに，こうしたクローン技術の効用は，SFの世界ではなく現実に，1990年代すでに水面下で議論されてきたという。

このような臓器移植のためにつくられるクローン人間は「陰の存在」にならざるをえない。しかし，ジュリアン・サビュレスクは「娘に腎臓を移植するために両親が彼女の妹をつくり，姉妹ともに幸せに暮らしている」という場合とを比較し，どうしてクローン胎児利用が問題なのかと，さらに問いかけた。スコットランド教会のドナルド・ブルースは，あまりに還元主義的な考え方に嫌悪しつつ，「胚や胎芽を物質的商品として扱うという考え方，胎児が資源であるという態度が問題である」と反論した。ところが，サビュレスクは，この反論に対し，「理性的でない，道徳的・感情的反論に過ぎない」

と逆に反論したのである。この場合，はたして，理性的，道徳的（倫理的），感情的とは何を意味するのであろうか。理性的に考えすぎると，かえって背後にいる人間の存在を忘れがちである。であるならば，道徳的，感情的（宗教的）な反応も重要であろう，という意見も多数寄せられた。

魂は，ユダヤ教では出生の瞬間に，キリスト教では直前に宿るといわれる。なるほど，サビュレクが示した「受精19週以内のクローン胎児中絶」ならば，理性的には，魂の出生には抵触しないことになる。しかし，どう見ても，「クローン胎児中絶」が普通の中絶と同じであるという考え方はおかしい。EC倫理諮問委員会のオクタービ・クィンターナ委員長は「中絶は事後的に仕方なく行うことであり，中絶を目的に妊娠する人はいない。人を手段・道具として捉えるというクローニングとは全く違う問題である」と提案した。

この第4回国際生命倫理学会（1998年）では，欧米，南米，アジア，ロシア等世界46カ国437名の科学者，哲学者，社会学者，宗教関係者，医療関係者らが集まり，遺伝子治療や脳死，生殖技術，患者の権利，特にクローン技術の人間への応用について活発な議論が上述のように展開されていた。実は，その最中に，「ES細胞」のニュースがＴＶで報道された。米ウィスコンシン大学の研究グループが，臓器や組織に分化する能力を持つ細胞である「胚性幹細胞」（ES細胞）を，体外受精したヒトの受精卵から取り出し，培養して増殖に成功したのである。

それ以後，ES細胞の研究はクローン技術と密接に関係することにより，再生医療という新たな分野として発展することとなり，クローン人間から臓器を作製するという倫理的問題から解放されたかに見えた。しかし，ここにクローン人間とは異なった新たな倫理的問題が発生した。つまり，生命の萌芽である「クローン胚の破壊」という問題である。ところが，2006年，京都大学の山中伸弥教授らのグループによって，世界初の人工多能性幹細胞（iPS細胞）が作られた。分化万能性を持った細胞は理論上，体を構成するすべての組織や臓器に分化誘導することが可能であり，ヒトの患者自身からiPS細胞を樹立する技術が確立されれば，拒絶反応の無い移植用組織や臓器の作製が可能になると期待されている。ヒト ES 細胞の使用において懸念されていた，「胚の破壊」という倫理的問題の抜本的解決に繋がりうることから，再生医療の実現に向けて，世界中の注目が集まっている。しかし，はたして本当にそこには倫理的問題は生じえないのであろうか。

そこで以下，ヒトクローン，胚性幹細胞，そして iPS 細胞の関連について説明し，それぞれのもつ倫理的問題について詳しく見ていこう。

第1節　ヒトクローンの倫理的問題

(1)　クローンとは

1996 年，イギリスでクローン羊「ドリー」が誕生した。クローンという言葉の語源は，ギリシャ語の「Klon ＝小枝」であるが，現在では，クローンという語は生物学的に「遺伝的に同一である個体や細胞（の集合）」を指している。クローン技術自体は畜産分野で，40 年以上前から研究されてきた。クローン技術により同じ親から生み出された子同士は，ほとんど同じ遺伝的特徴を持つクローンとなる。また，成熟した個体（成体）の体細胞を使ったクローンは，親と子もほとんど同じ遺伝的特徴を持つ。ただし，同じ遺伝的特徴を持つからといっても，環境の違いなどにより，全く同じように成長する訳ではない。

有性生殖では，雌の未受精卵と雄の精子が受精して受精卵を形成する。未受精卵 と精子にはそれぞれ親の遺伝子があるゆえ，受精卵は両方の遺伝子を受け継ぐことになる。しかし，受け継ぐ遺伝子の決定には偶然性があるため，全く同じ遺伝子を持つ個体が複数発生することはない。実は，この遺伝子の受け継ぎによって，個体が持つ遺伝子は多様化し，環境変化に適応した生物を生み出す要因のひとつになっていると考えられる。

ところが，無性生殖の場合には，受精がないため，新しい個体は親と全く同じ遺伝子を持ち，同じ親から産生される個体同士も全く同じ遺伝子を持つこととなる。したがって，前に述べたように「遺伝的に同一である個体や細胞（の集合）」とみなされた体細胞クローンとは，この無性生殖により発生することになる。無性生殖では同じ遺伝子が受け継がれるため，有性生殖の場合のように偶然の組み合わせによる多様性はなく，同じ親から作られた個体同士はすべて同じ遺伝子を持つクローンとなる。(哺乳類のクローンをつくる方法は，受精後発生初期（胚）の細胞を使う方法と成体の体細胞を使う方法の２つに大別される)。

このようなクローン技術は様々な分野に応用が可能である。クローン技術により，同じ遺伝的特徴を持つ動物を多く作ることができるため，人為的に選んだ遺伝的特徴を持つ動物が大量生産されることが可能になる。さらに，このようなクローン技術は，食料分野や医療分野などに応用でき，例えば，肉質の良い牛や乳量の多い牛の大量生産が可能となる。また，トキ，サイ，パンダなど，絶滅の危機にある動物の絶滅を回避できる可能性も考えることができる。

(2)　ヒトクローン誕生

こうしたクローン技術は人に適用されることは可能であろうか。成体の体細胞を使ったクローン羊「ドリー」の誕生により，人への適用の可能性が議論されるようになった。現在，クローン技術の人への適用例には，いろいろなものが考えられる。たとえば，子供ができない夫婦は，クローン技術によりどちらかの体細胞を使って子供をもうけることができる可能性がある。また，人の発生過程（受精卵から成体に到達する過程）の基礎的研究など，科学的研究にクローン技術が貢献することもできるであろう。しかし，この「クローン技術の人への適用」には，安全面や倫理面において考えていかなければならない問題が多くある。

http://www.mext.go.jp/a_menu/shinkou/shisaku/kuroun.htm#01

ところで，クローン人間は現在のところ本当に，誕生しているのであろうか。2002年，イタリアの不妊治療専門医，セベリノ・アンティノリ医師が３人のクローン・ベビーを誕生させた，という。また，スイスの新興宗教団体「ラエリアン・ムーブメント」の関連会社「クローンエイド社」が，2003年に３人のクローンの子供が生まれたと発表した。しかし，いずれも詳しい情報を公表せず，事実であるかどうかは確認されていない。また，2009年，英インディペンデント紙は1面トップで，キプロス生まれで米国籍のパナイオティス・ザボス博士が14個の人間のクローン胚を作ることに成功し，このうち11個を4人の女性の子宮に移植，近くクローン人間が誕生する可能性が出てきたと伝えた。移植手術に立ち会ったドキュメンタリー監督が英インディペンデント紙に語った証言によると，女性たちはみな人類初のクローン・ベビー出産を望む人たちであるという。子宮提供者は既婚3名に未婚1名。イギリス，アメリカ，そして中東の出身で，いずれも同医師に不妊治療の相談に来た。ヒトクローンは，英米はもちろんのこと多くの国の法律で禁じられているので，博士は米国内のクリニックではない秘密の実験室（おそらくクローンが違法化されてない中東）において，移植を行っているという。しかし，まだ妊娠は確認されていないというが，医師は同紙に対し，「クローン人間誕生の第1章が開かれた。いずれ，クローン人間は生まれる」と答えた。同医師は2004年1月にもクローン胚を女性の子宮に移植したと発表したが，妊娠には至っておらず，その信憑性は疑問視されているという。

⑶　その作成法

では，クローンはどのようにして作られるのであろうか。先述したように，クローンの作製方法は，受精後発生初期の細胞を使う場合と皮膚や筋肉など成体の体細胞を使う場合の2つの方法があったが，ここでは体細胞クローンについてだけ説明する。まず，オリジナルとなる人の体細胞を採取し(生きていなくてもよい)，その細胞から核を取り出す。女性から採取した卵子の膜に穴を開け，そこから核を取り出し，その除核卵の中に，前に体細胞から取り出した核を入れるのである。この核移植された未授精卵に，電気的刺激を与えて細胞融合させ（核移植），培養により細胞分裂を誘発させ「クローン胚」を作製する。その後，このクローン胚を女性に戻すことでクローン人間が生まれる。つまり，クローン人間は体細胞提供者と同じ遺伝情報を持つゆえ，その人と世代の離れた双子の片割れということになる。（図3－1参照）

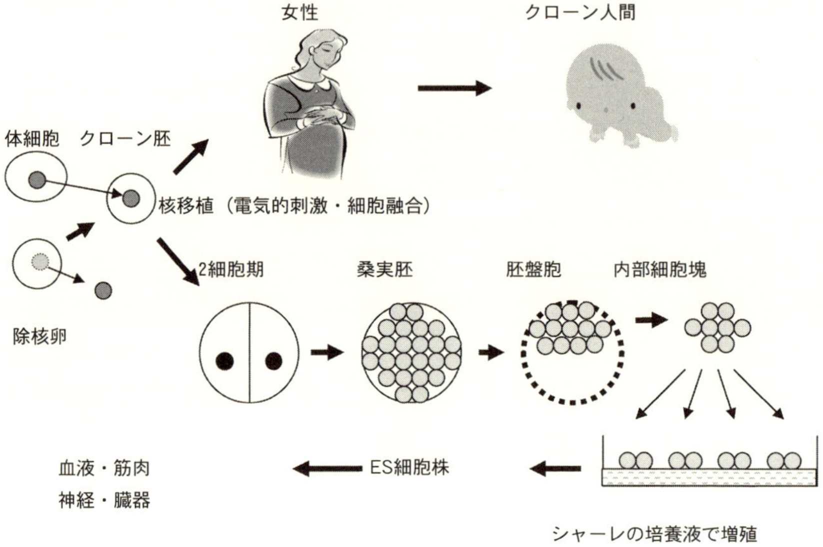

図3－1　ヒトクローンとES細胞の作製

出所：自作。

⑷　各国の対応

体細胞クローンに対する各国の対応は，様々であり共通していない。日本，イギリス，フランスにおいては，ヒトクローン胚の作製は認められるが，その胚を母体へ戻すことを，禁止しており罰則規定がある。クローン胚はつくっても，人格を持ったヒトクローンはつくってはいけないというのである。実は，ここに，次に述べる胚性幹細胞（ES細胞）を用いた再生医療への発端がある。つまり，クローン胚の作製とES細胞技術とを援用して，自分自身と同じDNAを持つ拒絶反応のない移植用の臓器や細胞等がつくられ，再生医療への道が開かれるからである。

日本では，「ヒトに関するクローン技術等の規制に関する法律」（クローン規制法）が2002年に施行されクローン胚の作製は容認されるが，その胚を子宮に戻すことを禁じている。違反者には10年以下の懲役，あるいは，1000万以下の罰金が科せられる。「イギリスのドリーを育てたイアン・ウィルムット博士は，「ヒトクローンは禁止すべきという方向で，研究者仲間の意見は一致している」と国際的な法規制の必要性を訴えた。フランスは1994年，クローン人間作りを「人類に対する罪」として禁止する生命倫理法を採択した。移植用臓器づくりや新たな治療法開発で期待され，日本でも容認へ動き出したヒトクローン胚作りも明確に禁じた。ただ，クローン胚の有用性について検討は続けるとした。その後，研究の進展を受けて2002年から法制度について広範な見直しがなされた。受精卵を用いた胚性幹細胞（ES細胞）については，5年間禁止措置を凍結し，研究を許可し，新設される政府機関が，研究を監督し，倫理的な問題や医学的な有用性を検証している。

一方，ドイツ，アメリカ，カナダは，ヒトクローン胚自体を作製することを禁止している。ドイツは，「人間の尊厳」という理念を掲げ，「胚保護法」（1990年）によって生殖補助医療行為における禁止事項を定めており，ヒトクローン胚を作製した者は処罰される。かつて，ナチス・ドイツが国家の名のもとに人間の尊厳を著しく踏みにじり，大量虐殺を犯したことへの強い反省に立ち，「人間の尊厳は不可侵である」とするドイツ基本法を尊重し保護することを国家の義務と定めている。ドイツにおいては，この「人間の尊厳」の保護という立場から，人間の萌芽としての胚に対しても国家が保護義務をもつと考えられる。

また，アメリカにおいては，1997年クリントン大統領による「大統領令」が発出され，ヒトクローン産出に関する連邦資金支給の当面禁止が決定された。アメリカにおいて，代理母やAIDが行われているにもかかわらず，ヒトクローン胚の作製が禁止されたことは，宗教の問題がかかわっている。共和党出身の前ブッシュ政権下においても，その支持層の多くがカトリックである。カトリックの教義からすれば，受精卵（胚）はヒトであり，ヒトクローン胚自体がクローン人間と同じものとみなされるからである。しかし，後述するが，アメリカはES細胞の登場後，さらにはオバマ政権の成立以来，再生医療に関して大きくその政策の動向を変化させていくのである。

⑸　ヒトクローンはなぜ問題か

こうしたクローン技術を用いてヒトクローンを生む場合，以下にあげるいくつかの問題が考えられよう。

1）性・家族の概念が混乱する

2）手段としての人間の創造

3）かけがえのなさの喪失

性・家族の概念が混乱する

今，見てきたように，クローン作製には体細胞提供者，卵提供者，出産する女性の三者が必要であり，その組み合わせは以下のようなケースが考えられる。

体細胞提供者	卵子提供者	出産する女性
1 男性(本人)	1 女性(本人)	1 女性(本人)
2 男性(他人)	2 女性(他人)	2 女性(他人：代理母)
3 女性(本人)	3 死体(冷凍保存)	
4 女性(他人)		
5 死体(冷凍保存)		

一般的な家族関係では，父親（男性）と母親（女性）との間に子どもが生まれるということになる。しかし，クローン技術により，ある女性が自分の体細胞を使い，自分の卵子を用いて，自らクローンの子供を産んだとしよう。つまり，体細胞提供者，卵子提供者，子どもを出産する女性もすべて同一の女性となる。この場合，女性と女性との間に子供が生まれており，しかも，生まれてきたクローン児には父親がいないのではなく，父親という概念がないのである。それだけではない。母親と子のこの関係は親子関係ではなく，正確には世代は離れているが生物学的には双子であった。このようにクローンを作った場合，性，父親・母親，親子・家族関係という概念がかなり混乱をきたすと予想される。さらに極端な例を考えてみると，すでに亡く

なった人の体細胞核が破損してなければ，その細胞核と，すでに亡くなった女性の冷凍保存されている卵子とを用いて，しかも代理母出産によりクローン人間をつくることが理論的には可能である。この場合，事態はさらに複雑となることは容易に察しがつこう。このクローン児の父は誰で，母は誰で，家族はどうなるのであろうか。クローンとして生まれてきた子供には遺伝上の親は存在しないことになる。また，父親となるべき，生殖能力を持つ男性および精子が存在する意義は希薄化するであろう。われわれは，雄・雌，男・女の関与する有性生殖により生まれてきている。しかし，クローン人間は，単細胞動物や昆虫の一部などにみられる無性生殖と同様，単為発生が可能となる。ある意味でこのことは，地球上の生物進化のプロセスに反する営みではなかろうか。

(6)　手段としての人間の創造

臓器移植の先進国アメリカでは，移植希望者5万人に対し，毎年2万2千人の命が移植によって助かるといわれる。たしかに臓器不足は事実である。これを解消するために，人間の遺伝子を組み込むことにより，移植しても拒絶反応を起こさない動物（例えば豚）の臓器の開発が試みられてきた。また，パーキンソン氏病の治療に，中絶した胎児の脳を利用する試みが行なわれているという。胎児の脳細胞は成長を続けているので，患者の脳に注入すると，再びドーパミンを分泌するようになる。しかし利用できる中絶胎児の数は非常に制限されている。そのために，脳のないクローンの胎児を作り，臓器不足を補おうという考えがある。脳がなければ人間ではないので，倫理的問題はないという。

また，クローン技術は人間を手段として生産することにつながりかねない。親になる人自身の望みや社会の利益を実現するための「手段として人間」が，道具として，あたかもモノのように作られることになる。先述したように，「臓器移植を目的として作られるクローン」はその最たるものであろう。こうして，人間の生命に対し利用価値しか認められなくなることは，生命から目的自体としての尊厳は剥奪されてしまうことになる。

⑺　かけがえのなさの喪失

クローンの立場になって考えるならば，さらに深刻な実存的な生の苦しみさえもありうるだろう。例えば，ある夫婦が事故でなくした息子のクローンを作ったとしよう。そのこと自体は，たしかにその夫婦にとって福音となるであろう。しかし，やがて，その息子のクローンは，おそらく夫婦のオリジナルの息子に対する思い出の中で育てられるであろう。クローンの息子は，つねに両親の持つオリジナルの記憶を背後に感じながら生きるのである。自分とはいったいいかなる存在か。親は親で，オリジナルの息子の存在を重ね合わしたクローン息子に，果たして，真の愛情，そして「かけがえのなさ」を感じ取ることができるであろうか。ここには，生命の持つ一回性，唯一性が忘れ去られているように思える。人は，時に，他人の死を乗り越えるということにより，人間的に成長し人生に対する機微を理解することができる。クローン技術により，同じ個体を再生できたかのように考えるのは幻想かもしれない。クローン人間は，けっして元の個体と同じものではない。そこでは，尊厳性や個体性が希薄にならざるをえないであろう。

ヒトクローンの法的規制は，先にみたように厳重なものであったが，人以外の動物に対するクローン技術の応用は意外と容認される方向にある。むしろクローン動物は育種の方法として採用され，クローンペットは実用化されている。たとえば，韓国のバイオ企業が，初となる商業的なクローン犬を作製し，依頼主の米国人女性に子犬５匹を引き渡したと発表した。クローン技術により誕生した子犬５匹は代理母犬が出産し，子犬と対面した依頼主は感激の様子だったという。しかし，この愛犬のクローン化に対して，５万ドル（約 550 万円）の費用で既に亡くなった犬を生き返らせるのは自己満足であるといった否定的な意見も出ている。たしかに愛犬を亡くしてペットロスになる問題が考えられるが，その飼い主が安心を得るためにクローン化が新たなオプションとなりうることが，果たして本当の解決策になるのだろうか。

英『TIMES』紙によると，生まれたクローン犬たちを見た彼女（依頼主）は，「ええ，あなたたちのことは知っている！」と叫び，「お父さん犬と完全に同じだ」と言ったというが，しかし，オリジナルである「お父さん犬」は単なる遺伝子の集積物ではない。10年にわたる同居生活と愛情，つまり，生まれてからの経験や人との関わり合いの中で形作られてきた，他のものとは代えることのできない個性を持った1匹の犬なのである。こうした要素を，1個の細胞に保存して実験室で復活させることはできない。それがかけがえのない生命というものであろう。したがって，たとえペットであろうとクローンは作成するべきではないし，ましてや，ヒトクローンなどつくるべきではないと考えられよう。

⑻　クローン容認論

ところが，功利主義の立場からヒトクローンを容認する立場もある。ジョン・ハリスは上で述べたようなクローン禁止の理由について，曖昧かつ根拠がないとして退ける。たとえば，現実社会では一卵性双生児として，クローンが存在する。同じ遺伝子を持ち，しかも年齢まで同じであるという点でより類似性が高いはずであるにもかかわらず，一卵性双生児において尊厳性や個体性を損なうという問題は起きない，と主張するのである。彼はクローンを容認する根拠を次のように考えている。卵子や精子がつくれない人が，自分の遺伝子を持つ子供をつくる方法がクローンしかない場合，人間にとって自分の遺伝子を持つ子供をもつことが重要な利害だとみなすなら，クローンは一つのオプションとして認めるべきである。彼がこのように考える背後には，「生まれてこないほうがましだというのでない限り生殖についての禁止は擁護できない」という原則がある。

第2節　胚性幹細胞の倫理問題

⑴　ES細胞とは

幹細胞は，複数系統の細胞に分化できる能力である多分化能と，細胞分裂を経ても多分化能を維持できる能力である自己複製能を併せ持つ細胞である。発生における細胞系譜の幹（stem）になることから名付けられた。幹細胞から生じた2つの娘細胞のうち，一方は別の種類の細胞に分化するが，他方は再び同じ分化能を維持する。この点で他の細胞と異なっており，発生の過程や，組織・器官の維持において細胞を供給する役割を担っている。

胚性幹細胞（Embryonic stem cells）とは，動物の発生初期段階である胚盤胞期の胚の一部に属する内部細胞塊より作られる幹細胞細胞株のことであり，ES細胞と呼ばれる。受精卵からつくられる胚性幹細胞（ES細胞）は全ての種類の細胞に分化する事ができる（全能性）。また，生体内の各組織にも成体幹細胞（組織幹細胞，体性幹細胞）と呼ばれる種々の幹細胞があり，通常は分化することができる細胞の種類が限定されている。例えば，骨髄中の造血幹細胞は血球のもととなり，神経幹細胞は神経細胞へと分化する。このほかにも，肝臓をつくる肝幹細胞，皮膚組織になる皮膚幹細胞，また生殖細胞をつくり出す生殖幹細胞などさまざまな種類があり，医療分野への応用を目指して再生医学で盛んに研究が行われている。内部細胞塊とは，哺乳類の早期胚発生において，胚盤胞の内側に形成される細胞集団のことである。

(2)　クローン技術とES細胞

ところで，クローン技術は胚性幹細胞（ES細胞）の作製と結びついている。まずES細胞の説明をしよう。1998年，米国ウィスコンシン州立大学のトムソン博士が科学論文誌「サイエンス」で，人間のES細胞を取り出しプル培養することに成功したと発表した。不妊治療の際，カップルから譲りうけた未使用の余剰受精卵（初期胚）は，受精後，卵割（7～8回の分裂）を開始し「桑実胚」となり，5～6日で「胚盤胞」になる。この胚盤胞は，内側の細胞（将来胎児となる内細胞）と外側の細胞（胎盤をつくる細胞群）とに分化し，母胎に着床可能な状態となる。この胚盤胞の「胎児となる内部細胞塊」が，約140のボール状になったとき，胚盤胞からこの内部細胞塊だけを取り出し細胞をバラバラに分離する。さらに，これをシャーレの培養液のなかで増殖させ，ヒトES細胞を作製するのである。

ところが，ここで使用した余剰受精卵の代わりに，クローン技術で得たクローン胚を女性には戻さずに用いると，そこからES細胞を作製することができる。この利点は大きいものがある。体細胞の提供者（患者）の遺伝情報を持つクローン胚からES細胞を取り出せるならば，拒絶反応のない移植用臓器を作ることが可能だからである。ここから再生医療への道が大きく開けてきたことになる。（図3－1参照）

(3)　ES細胞の倫理的問題

ヒト胚は，ES細胞が胚盤胞から取り出される時，破壊されるということは，以下にあげる倫理的問題からヒト胚研究反対論を発生させる。

① ヒト胚も通常の人間と等しく生きる権利を持ち，尊重されるべきである。ヒト胚を意図的に破壊することは殺人に等しい。
② 一部の人の命を救うために，他の人の命を犠牲にすべきでない。
③ それ自体としてかけがえのない価値を持つ人の命を，研究の単なる手段として用いるべきでない。
④ ヒト胚研究は生命を軽視する文化を助長する。

ヒト胚自体を生命とするかはいろいろ意見が分かれるところであるが，少なくとも，ヒト胚をそのまま体内で発生させるならばヒト個体になる，ということは事実である。2001年の文部科学省の「ヒトES細胞の樹立及び使用に関する指針」では，ヒト胚は「生命の萌芽」と明記されている。このような生命の萌芽であるES細胞を利用する場合，その承諾問題，所有関係，安全性を考えていかなければならない。この問題は医療関係者や研究者だけで考えていく問題ではなく，むしろ社会全体で考えるべき問題である。

ES細胞をつくるには，受精卵ないし受精卵より発生が進んだ胚盤胞までの段階の初期胚が必要となる。ヒトの場合には，材料として受精卵を用いるゆえ，生命の萌芽を破壊することになり，倫理的な問題が生じてくる（一般的に，卵子が受精して発生を開始した受精卵以降を生命の萌芽として倫理問題の対象となるとみなしている。神経系が発達した以降の胚を生命の萌芽とみなす考え方もある）。例えば，先述したように，米国では，ブッシュ政権が2001年8月に公的研究費による新たなヒトES細胞の樹立を禁止していた様に，いずれヒトになりうる受精卵を破壊する事に対する倫理的問題から現段階でのヒトES細胞の作製を認めない国がある。

一方，パーキンソン病などの神経変性疾患，脊髄損傷，脳梗塞，糖尿病，肝硬変，心筋症など根本的に完全には治らなかった疾患が未来において治療できる可能性が考えられるので，ヒトES細胞の研究を認める国もあり，その対応が分かれている。日本においては体外受精による不妊治療において母体に戻されなかった凍結保存されている胚の内，破棄されることが決定した余剰胚の利用に限って，ヒトES細胞の作成が認められている。米国においても，公的研究費を用いない形での研究がハーバード大学幹細胞研究所などで行われているほか，カリフォルニア州においては，アーノルド・シュワルツェネッガー知事が認める方向を打ち出すなど大きな社会的議論になっている。しかし，宗教界では警戒色は否めない。ローマ法王庁生命アカデミー（Pontifical Academy for Life）委員長のエリオ・スグレシア（Elio Sgreccia）司教は「カトリック教会はヒトのクローニングおよびヒト胚性幹細胞（ES細胞）を作製する際にヒト胚を破壊することに反対している。誰かを犠牲にして別の人の命を救うというのは，倫理的なマキャベリズムだ」と主張した。

ところが，2009年，米国では，オバマ大統領は「多くの研究者や医師，難病患者やその家族が待ち望んできた『変革』をもたらすときがきた。ES細胞の研究への助成を解禁する」と宣言し，「これまでの政権は健全な科学と道徳的価値観を取り違えてきた。この2つは両立できる」と述べ，医療など科学分野で世界を主導する考えを示した。

(4)　胚研究反対論の批判（選択的功利主義）

ヒトの生命は絶対的尊厳をもつという観点から，胚研究（ES細胞を含む）に反対する立場には，ハリスとシンガーによる批判もある。

ハリスの「自然妊娠の議論」によれば，「1人の子供が生まれるまでには，通常の妊娠過程においても，1～4ほどの受精卵が着床せず知らずに流産し，死んでいる場合がある」という。すなわち，われわれが意図的に子供を作ろうとすることは，1人の命をつくるために一部のヒトの胚を犠牲にしていることを認めていることになる。妊娠は，その意味で，一種の「サバイバル・ロッタリー」であると表現している。ここでハリスが主張していることは，もし生命尊重主義者がヒト胚の死を伴う自然妊娠を容認できるならば，「ヒト胚の犠牲を伴う」からヒト胚研究に反対するという論拠だけでは不十分である，ということになろう。

また，シンガーは「ヒト胚も生きる権利を持つ，あるいは生命を尊重されるべき道徳的地位を持つ」という主張（①）について批判する。生命尊重主義者の多くは，あらゆる生命ではなく，人間の生命に対して尊重するのである。では，なぜ人間の生命だけを特に尊重すべきなのであろうか。その理由は，人間だけが自己意識や遠い将来への思慮や道徳的選択などの高度な精神的能力を持つから，といわれる。果たして，このことがヒト胚を尊重する理由になりうるだろうか。なぜなら，ヒト胚は自己意識も将来計画能力を持たないとみなされるからである。ハリスやシンガーはこれらの批判を通じて，ヒト胚を無意味に破壊してよいと主張しているのではない。彼らは，絶対的な生命尊重論のもつ不十分な側面や辻褄の合わない点（不整合性）を指摘していると考えるべきであろう。

では，このES細胞研究の問題をより建設的にどう考えていくべきであろうか。1つの解答として，「選好功利主義に基づく比較考量」が現実的に有益な場合が考えられる。生命尊重論は「人命は尊重すべきだ」という直観に基づいている。確かにこのことは，個人の安心な生活・活動および社会秩序の保持のためにも，有用である。しかし，ES細胞研究のように一般的ではないケースを判断する際に，はたしてその直観に訴えることだけが役に立つのであろうか。ES細胞研究においては，異なる道徳的直観を持つ場合があり得る。つまり，「病人の苦しみを和らげるべきである」「研究者は研究を極めるべきである」などという他の道徳的直観をもつ人もおり，それらの優先順位が人により異なることが考えられる。それ故，ES細胞の道徳的地位や生存権を議論しても，合意が得られないことがある。このような場合，いろいろな選択肢のうちどれがより好ましいか，ということについての選好を比較し考量する必要がある。すなわち，研究を実行した場合としなかった場合，それぞれの影響を受ける人の選好を考慮し，選好充足の大きさを比較考量し，最大限の選好充足をもたらす選択肢を選ぶのである。

以上のような選好充足の比較考量の結果から，ES細胞が将来持ちえた選考を考えるとしても，現在と将来の人々全体の死と病のリスクを大きく軽減する治療法が開発されると期待されるならば，ES細胞研究は正当化される可能性があるであろう。しかし，この立場には注意する点もいくつかある。「選好功利主義」においては，社会的影響を考慮しなければならない。ES細胞研究は正当化された場合，生命軽視の傾向が加速するのではという懸念に対し，規制の範囲を超えた研究が行われないか（事前），また，行われなかったか（事後）を保証するシステム（倫理委員会）が必要である。さらに注意すべき点は，実現可能な選択肢が他にないかということである。ES細胞研究に頼らずに，パーキンソン病や糖尿病などを劇的に改善する研究が発見されたならば，その研究を優先するよう政策変更するべきである。このように，現実にわれわれがES細胞研究に目を向けた場合，破壊されるヒト胚の生命とその研究により救われる可能性のある患者の命との間で比較考量せざるをえないのである。

第3節　iPS細胞には倫理的問題はないか

(1)　iPS細胞とは何か

2006年，京都大学の山中伸弥教授らのグループが世界で初めて作製した人工多能性幹細胞（iPS細胞：Induced pluripotent stem cells）とは，体細胞へ数種類の遺伝子を導入することにより，ES細胞（胚性幹細胞）のように非常に多くの細胞に分化できる分化万能性（pluripotency）と，分裂増殖を経てもそれを維持できる自己複製能を持たせた細胞を指す。このiPS細胞は，再生医療の切り札と期待されるが，どうしてこんなに注目されるのか，将来的にどのような医療の可能性があるのか，またそこにははたして倫理的問題はないのか，ということについて考えてみよう。

ヒトの体はおよそ60兆個の細胞で構成されている。元をたどればこれらの細胞はすべて，たった一つの受精卵が増殖と分化を繰り返して，神経や筋肉，皮膚などの体を構成する約200種類の細胞に変化したものである。受精卵は様々な細胞に変化する「万能性」を持つが，一度，神経などに変化すると，もう別の細胞には後戻りできない。実は，iPS細胞の新しさはこの生物の常識を覆した点にある。つまり，受精卵を使用せず，皮膚細胞に数種類の遺伝子を組み込むことで，すでに分化した細胞が分化多能性をもった細胞へと再びプログラム化され，「初期化」されるのである。すなわち，初期化とは，こうした細胞の中の時計の針を巻き戻す現象とみなすことができる。

山中教授らはこれまでの知見をもとに，ES細胞で強く発現されたり重要な役割を果たしたりしている遺伝子のなかに，体細胞を初期化し多能性を付与する因子があるのではないかと考えた。そしてその未知の「初期化因子」

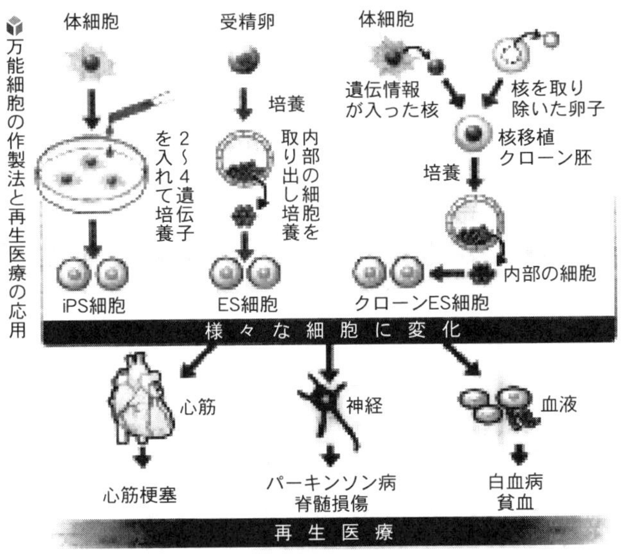

図3－2

出所：読売新聞2008年8月15日付から転載。

の探索に着手した。取り出した皮膚や胃の細胞などに2～4種類の遺伝子をウィルスを使い入れ込む。この遺伝子は，山中教授が，ES細胞の万能性に関係する遺伝子の中から発見したものである。（図3－2参照）

⑵ iPS細胞の応用

iPS細胞の作成で期待されることは，損傷した組織や臓器などを修復する再生医療の実現である。たとえば心臓の心筋細胞の一部が壊死した場合，iPS細胞を移植することにより心機能の回復が期待される。また，糖尿病においては，iPS細胞からインスリンを分泌する膵臓のβ細胞を作り移植すれば治療が可能となるであろう。さらに，それだけにとどまらず，iPS細胞を使い，新薬研究や疾患原因解明研究，ヒト発生・発達のメカニズム解明などの応用も期待されている。再生医療への応用としては，パーキンソン病，脊髄損傷，心筋梗塞など，これまでに有効な治療法のなかった様々な疾患への細胞移植療法による治療が期待されている。ただし，現状ではiPS細胞は安全性などの面で問題があるため，たとえば移植後，癌化する恐れがあり，臨床への応用にはまだ10年はかかると見られている。

一方，再生医療よりも先に実現する可能性が高いと考えられているのが，iPS細胞を医薬品の効果や毒性をシャーレ上での確認に用いる方法である。これは，例えば患者と健康な人双方の iPS細胞から疾患に関連した細胞を分化誘導し，培養下で異常が生じる過程を詳細に解析したり，医薬品候補分子の効果を試したりすることに利用できると考えられる。（©2008 Daiwa Institute of Research参照）

⑶ iPS細胞の利点

iPS細胞の最大の利点は，生命倫理的な問題が少ない点であろう。以前述べたように，ES細胞の場合，受精卵が分化した胚盤胞の中にある内部細胞塊を分解して様々な細胞へと変化させるゆえに，人の生命の萌芽である受精卵を破壊してES細胞をつくることになる。そのため，実用化に対するひとつの障害となっていた。要するに，受精卵の破壊が問題となり，米国のブッシュ大統領はヒトの ES 細胞を作製する研究に連邦資金を支給することに対して反対した。また，日本においても，ヒトの ES 細胞研究が，国の指針で厳格に制限されている。

ところが，iPS 細胞樹立の成功により，ES 細胞の持つ生命倫理的問題を回避することができるようになり，免疫拒絶の無い再生医療の実現に向けて大きな一歩となった。 宗教界からの評価の一例として，ローマ法王庁の生命科学アカデミー（Pontifical Academy for Life）委員長のエリオ・スグレシア（Elio Sgreccia）司教兼所長は「難病治療につながる技術を受精卵を破壊する過程を経ずに行えることになったことを賞賛する」との趣旨の発表を行い，さらに「ヒトの皮膚からの人工多能性幹細胞（iPS 細胞）の作製が成功したことについて，胚（はい）の使用に関連した「倫理的問題」とするべきではない」との見解を示した。彼は，キリスト教系通信社「I-Media」に対し，「現時点でわれわれはその研究を合法的とみなしており，それ以上の検証は行わない」と述べた。ただし，スグレシア司教によると，カトリック教会は技術的なプロセスについては懸念していないが，人間の尊厳が脅かされるようなことがあれば対応を考えるという。（図 3－3 参照）

幹細胞の材料と性質

	iPS細胞	ES細胞	クローンES細胞	体性幹細胞
材料	体細胞＋数個の遺伝子	受精卵	体細胞＋卵子	胎内に存在する幹細胞
万能性	あり	あり	あり	なし
拒絶反応	なし	あり	なし	なし
倫理問題	低	高	高	低

図 3－3

出所：読売新聞 2008 年 8 月 15 日付から転載。

(4)　iPS 細胞の倫理的問題

生物を構成する様々な細胞に分化できる分化万能性は，胚盤胞の一部である内部細胞塊や，そこから培養された ES 細胞に見られる特殊能力であった。しかし，iPS細胞の開発により，受精卵やES細胞をまったく使用せずに分化万能細胞を培養することが可能となった。

分化万能性を持った細胞は理論上，体を構成するすべての組織や臓器に分化誘導することが可能であり，ヒトの患者自身からiPS細胞を樹立する技術が確立されるならば，拒絶反応の無い移植用組織や臓器の作製が可能になると期待されている。さらに，ヒトES細胞を使用する際に懸念されていた，胚盤胞を破壊することに対して倫理的問題が，一見，抜本的に解決されることに繋がるとみなされたがゆえ，再生医療の実現に向けて，世界中の注目が集まっていることは確かに事実である。

また，再生医療への応用だけではなく，患者自身の細胞からiPS細胞を作り出し，そのiPS細胞を特定の細胞へ分化誘導することで,「従来は採取が困難であった組織の細胞を得ることができ，今まで治療法のなかった難病に対して，その病因・発症メカニズムを研究したり，患者自身の細胞を用いて，薬剤の効果・毒性を評価することが可能となることから，今までにない全く新しい医学分野を開拓する可能性を秘めている」ということも十分納得のいくところである。

しかし，以上はヒトiPS細胞技術の「光の部分」である。どのような技術にも光と影の部分が存在することを忘れてはならない。図3－3を参照すると，この技術には倫理的問題が「ない」わけではない。それはあくまでも「低い」となっていることに注目する必要がある。では，ヒトiPS細胞技術における「影の部分」とは何であろうか。聞くところによれば,「このiPS細胞技術を使えば，男性から卵子，女性から精子を作るのも可能となり，同性愛者同士による子の誕生も可能にするため，技術適用範囲については大いに議論の余地が残っている」という。ここで看過できない点は,「技術適用範囲」という点であろう。つまり，この技術はどこに使われるべきであるかという技術倫理上の問題が生じているのである。おそらく，iPS細胞技術が特許として認められ，その経済的効果という側面が人間の欲望と結びつくとき，この技術の適応範囲は際限なく広がる可能性があろう。われわれは「何のためにその技術を使用するのか」という根本的問いを見失うならば，まことに愚かなことであろう。

フランスの気鋭の哲学者アンドレ・コント＝スポンヴィルは，『資本主義に徳はあるか』において，人間社会を4つの秩序に区別している。第1は「経済－技術－科学的秩序」で，その駆動力は「可能なものと不可能なもの」という対立軸である。第2は「法－政治的秩序」で，「合法と違法」という対立軸，第3は「道徳の秩序」で「善と悪，義務と禁止」という対立軸，第4は「愛の秩序」で，対立軸は「喜びと悲しみ」となる，と分析している。

しかし，現代文明は，危機的状況に直面しているという。つまり，第1の「経済－技術－科学的秩序」は，それを引き起こした張本人である「専門知識をそなえ技術を有した卑劣漢」の横行を「内」から抑えていく力を持っていない。「外」から，主として第2の「法－政治的秩序」の側から規制していく以外にない。しかし，第2の秩序も，法に触れさえしなければよい，というずる賢い「合法的な卑劣漢」を制圧していく力をもたず，この場合も「外」から，主として第3の「道徳の秩序」の側から規制していくしかない。そして，この第3の秩序も，口先だけの偽善者である「道徳的な卑劣漢」の存在を許してしまうことになる。道徳は「外」からの規制には本質的になじまないゆえ，したがって，「それを補完し，いわばうえからあける役割をはたすもの」として，第4の「愛の秩序」が要請される。しかし，同じ徳目をうながすにしても「道徳の秩序」が，外発的な義務付けに傾きがちなのに対し，「愛の秩序」は，あくまで内発的な喜び，充足感であることが決定的に異なる。

翻って考えるならば，「iPS細胞技術」という「経済－技術－科学的秩序」は，「法－政治的秩序」による規制が必要となるであろう。また，「道徳の秩序」という「外」からの規制も必要である。しかし，科学技術を，私たちの幸福と福祉に貢献するものにするには，単なる外発的な義務付けとしての「道徳の秩序」ではなく，それを補完する内発的な秩序を開発する教育・実践が必要となろう。それが技術倫理の本来の目的であろう。

第 4 章
脳科学と生命倫理

はじめに

『ニューヨークタイムズ』紙のコラムニスト，ウィリアム・サイファによる造語である「脳（神経）倫理学」（Neuroethics）という語は，人間の脳を治療することや，脳を強化することの是非を論ずる哲学の一分野を意味している。第 2 章の冒頭で論じたように，先端科学の進歩に伴い生じてきた，医療分野における摩擦を，専門的に検討するために「生命倫理学」（Bioethics）という語が，1970 年代にV.R.ポッターにより造られた。クローン技術，ES 細胞研究，遺伝子診断，あるいは脳死・臓器移植などの問題がそこでは扱われた。以上のような生命倫理学のテーマは，脳神経科学の観点からも採り上げることができる。つまり，生命倫理学の問題のうち，脳や中枢神経系が関わるものを扱うものが脳（神経）倫理学であるといえよう。その意味からして，脳倫理学は生命倫理学から枝分かれした領域である。

認知神経科学者の第一人者であり，米国「大統領生命倫理評議会」のメンバーであるマイケル・ガザニガ（Michael S. Gazzaniga）は，脳の中の思想や信念を読み取ることが可能となりつつある現在において，脳倫理学の扱う範囲をさらに拡張している。つまり，脳神経倫理学とは「病気，正常，死，生活習慣，生活哲学といった，人々の健康や幸福にかかわる問題を，土台となる脳メカニズムについての知識に基づいて考察する分野」として定義される。

そこで脳倫理学に関して，まず「脳神経科学と生命倫理学」について，つぎに「脳倫理と自由意思」の哲学的問題や「脳画像技術と倫理的問題」に関する問題について考察しよう。

第 1 節　生命倫理学と脳神経科学

(1)　胚と人の区別

生命倫理上の問題，例えば，クローン技術，ES 細胞研究，遺伝子診断，生殖医療などの分野において，最終的に重要な問題は，「胚（あるいは胎児）をどの時点から人とみなすべきか」という問題である。ヒトの胚を生きている人間と同じように，人として尊厳を備えたものとして扱うことは正しいことであろうか。従来の生命倫理学では十分な解答を与えにくい問題に対して，脳神経倫理学は新たな解法を示すことが可能であろう。なぜなら，脳神経科学の視点から，胚の脳の機能が精神活動を可能にする段階にあるかどうかを探求すれば，倫理的問題に別の角度から答えることができるからである。

受精卵は脳をもたない細胞の塊である。受精後 15 日目から神経系の作成プロセス，つまり脳を形成する第一歩が始まる。およそ 23 週後に，神経系は複雑になり，脳の活動が維持されるようになる。これは母体外で胎児が生育可能な時期でもある。胎児はいつから人格をもつかという問題には，脳神経科学と道徳論との格闘が必然的に伴う。ガザニガが指摘するように，この問題は，何が焦点となるか，あるいは，どういう前提で議論するのかで答え方は変わってくるのではなかろうか。例えば，医療研究においてヒト胚を使用できるのは受精後 14 日目までに認められうる。しかし，胎児をいつから人としての尊厳をもつ存在とみなすかを決める場合は，23 週が適当とされる。この時期は，母体外において保育器により生育可能となり，正常な脳と思考力を備えた人間に成長することが可能だからである。

しかし，受精後 14 日の胚盤胞（・）を見たとき，受精卵に人としての尊厳を認めるカトリック教徒にとっては，脳神経倫理学という理性的観点からではなく，むしろ直感的に（・）が人間だと考えられるであろう。ここにはさまざまな個人が抱く信念の違いが大きく作用している。

このように考えてくると，受精卵(胚)と人との間の関係は何を重視するかにより，つぎの3つに分類されるであろう。

① 胚と人の間の連続性や潜在性
② 杯を使用する意図
③ それらの間の不連続性

① の立場は，人の命が受精卵から始まりやがて成長すれば一つの人格を持つ存在（成人）となるゆえ，「受精卵にはひとりの人間として扱われる権利がある」とする。つまり，これは胚と人間とは同一の生命を有するという「生命の連続性」を，あるいは，胚は成人に「なりうる」という「潜在性」を重視・強調する立場であるといえる。この立場を支持する人々は，おもにカトリック教徒やアメリカ国内の保守的な宗教の信者に顕著に見られる。ユダヤ教，イスラム教，ヒンドゥー教，カトリック以外のキリスト教，無神論者，懐疑論者はこの立場を認めていない。ユダヤ教，イスラム教の一部の人は，胚を人とみなすのは受精後40日を過ぎてから，と考えているからである。

ES細胞研究において，受精後14日目には胚からES細胞を採取する必要がある。そのとき胚は人とみなすべきであろうか。この決定に関わる重要な要素は，② の「胚をどういう意図で使用するか」という観点である。医療研究で使われるヒト胚には，「体外受精の余剰胚」と「体細胞核移植による胚」の2種類がある。体外受精を行なう場合，確実に至急に着床させるために多めに作っておく必要がある。この場合，夫婦は全部の胚を子どもに成長させたいわけではない。ところで，通常の受精においてできた胚は，その6～8割が自然に（知らずに）流産するという。体外受精において，多めに作られた胚の中から数個選択することは，自然に行なわれていることとそれほど違いがないではないか，と考えられよう。

脳神経科学者のガザニガは「子宮の外にいる胚に，人とみなすだけの価値があるだろうか」と問題を提起する。たしかに体外受精した夫婦が，胚を人

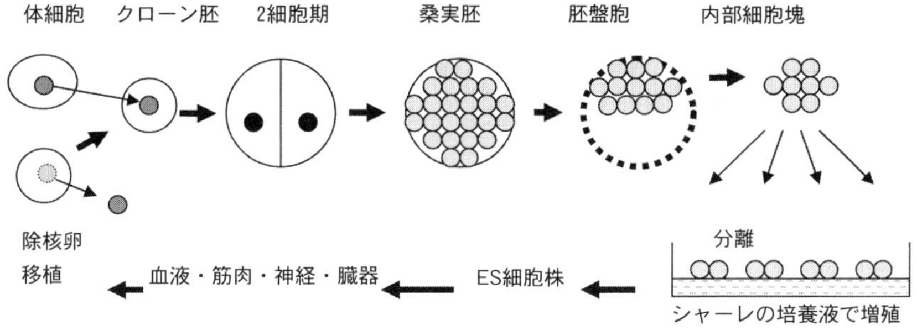

図 4－1　ES 細胞の作製

出所：自作。

間の子供に育てる意図があるならば，そこには当然価値はある。しかし，体外受精でいくつもの胚を作製するのはそのなかのひとつを成功させるためという意図であるならば，つまりそれらを人間に育てる意図がない場合，「それらの胚をすべての人間にまで育てる道義的責任など私たちにあろうはずがない」とガザニガは主張する。

「体細胞核移植による胚」の場合，採取した卵子から核を取り除き（核なし卵），そこに個体からとった体細胞の核を移植して胚（クローン胚）を成長させる。このようにして作製されたクローン胚を 14 日間成長させて，そこから ES 細胞を採取し，やがて治療のためにそれらを利用するという意図が厳然とここにはある。しかし，これらのクローン胚は人間として扱うべきであろうか。研究者たちは，受精後 14 日以内であれば，胚はまだ人になっていないとみなしている。なぜなら，神経系が未発達ならば，世界を経験・解釈する構造が整っていないゆえ，人間の尊厳という概念を作り，維持し，修正させることができない，と研究者たちは考えるからである。

最後に，③ の「胚と人の間の不連続性を重視する考えを見てみよう。胚はモノでもなく，人でもなく，中間的な存在であると考える人たちがいる。この考えによると，胚がどこかで不連続に人になるという，つまり胚と人は同等に扱われないことになる。問題は，どこから人になるかという指標を示すことであろう。この指標の一つとして，受精後 14 日である。一卵性双生児は，1個の受精卵が2つに分裂して生まれる。また2つに分かれた受精卵が再びひとつに結合することがある。このような分裂や結合が起きるのが受精後14日以内といわれ，この時期に胚の個体性が固まるのである。もう一つの指標は神経系の形成に見られる。この場合，以下の2通りが考えられる。ひとつは，のちに神経管になる隆起である原始線条が現れる受精後15日目である。さらに，胎児が不快な刺激に反応し始める23週目である。

ヒトの胚をモノと人の中間に位置づけるためには，どの時点で線を引くか決める必要がある。脳神経科学の観点から，意識を備えたとき人として始まりであると把握するならば，受精卵で人になるとみなすという見解よりかなり後の時点で線引きをするべきであろう。受精卵は，人間になるための遺伝物質を持つ細胞の塊であり，それを一人前の人間とみなすのは果たして妥当であろうか。人間はただの胚とは異なる次元の有機体である。なぜなら，遺伝子と環境との相互作用こそが人間を作り上げているからである。

(2) 脳と老化

人がいつから人でなくなるかという意識の終焉についても，脳神経倫理上の問題が起きる。認知症やアルツハイマー病のように，人の知的機能が失われる現実は，私たちを深く苦悩させ，多くの倫理的問題を引き起こしている。脳神経科学において，老化に関係する倫理的問題は何が考えられるであろうか。大きく分けて2つの問題がある。まず1つ目の問題は，ES細胞研究等により，老化に伴う疾患を治療することは善いことであろか，という問題である。他の問題は，認知機能の喪失と意識の終焉との区別の問題であり，さらにそのことに伴って生じる認知症患者への延命治療の停止についてである。

寿命が延びると，身体は健康であるが頭が衰えるということが起きてくる。さらに認知症やアルツハイマー病になると，本人は認知機能が失われ周囲の人を認識できなくなり，症状が進むと自己の能力が失われたことも分からなくなる。研究者たちは老化の仕組みを研究し，少しでも老化を遅らせるよう努力している。しかし，このことがある種の懸念を抱かせる結果となる。米国大統領生命倫理評議会が発行した報告書『治療を超えて』によると，研究者は不死の実現を目指していると非難されているのである。「老化を遅らせると..... 結果的に『共有地の悲劇』に陥る恐れがある。すなわち全員に利益を与えたために社会全体が悪影響を被り，せっかく追求した個人の利益も結局は無効になる，あるいは減じるという状況である。現時点で以上の懸念を踏まえるなら，我々はどういう世界を作りたいのか，阻止したいのかについて，慎重に検討せざるを得ない」（ここで，『共有地の悲劇』とは，だれでも自由に利用できる資源を勝手に使用した結果，全体の環境が悪化して各人も損失を受けることを意味する）。

この報告は，老化の仕組みを研究する科学者に対して前進するなとあたかも言っているように見える。しかし，すぐれた老化研究者は，単に肉体の寿命を延ばしたいという動物的欲望にしたがって研究を進めているわけではない。彼等の心の根底にあるものは，「この世を去るまで頭も体も元気でいられるようにしたい」という願いであるという。では高齢でも脳も体も同じ状態に保つにはどうすればよいのか。われわれの寿命が延びた現在において，脳を体に追い付いていく研究を進めるべきである。したがって，脳が本来の設計寿命より長く働くおかげで生じてきた認知症に対して，ES 細胞や薬剤の研究により，脳の寿命を延ばす研究をすることは十分意義があると考えられる。

２番目の問題である「意識の終焉はいつか」ということについて考えてみよう。意識がどの時点で終わりになるのだろうか。例えば，生命維持装置を装着している場合，それをいつ外すべきであろうか。またリビング・ウィル（尊厳死宣言書）をいつ尊重してそれにしたがうべきか。このような問題に対して，現在，明確な判断を下すことは難しい。なぜなら，それは意識の終焉の線引きができないことによるからである。したがって，意識の終焉が明確に示すことができるならば，これらの問題は判断しやすくなる。ところが，この「意識」そのものが実に定義しがたいものである。脳死に関しては，大脳，小脳，脳幹の死であり，神経系による自力の心機能維持が不可能になったときを示すことは，国際的標準ができつつある。意識については，脳科学の進歩とともに認知機能が解明されるに従って，意識の終焉を明らかにしようという機運が高まっている。

脳神経科学では「意識」という語は，心理学的な意味とは異なり，医学的にいえば，「覚醒していて注意力のある状態」を指す。その意味からして，昏睡状態の人は意識を失っていると考える。ところで，認知症やアルツハイマー病の末期患者のように，老化過程で脳の認知機能が極度に衰えた場合，我々はその人たちに対して以前と同じ敬意を持たなくてもよいのであろうか。現実問題として，どのように介護し，どのくらい延命措置を取ればよいのであろうか。もし意識の終焉が明確になるとしたら，このような問題の解答に影響が出るであろう。

たとえば，認知症患者のリビング・ウィルを尊重するべきかという問題を考えてみよう。ある人が，以前，法的に有効な署名をして，アルツハイマー病になったとき命にかかわる病気をしても敢えて延命治療はしないと宣言したとしよう。この場合，患者が自分で考えて判断する自律性を尊重すべきであるという「自律性の原則」，また，患者にとって恩恵となることはすべきであるという「恩恵の原則」とに照らして，その人の意思は尊重されるべきであると考えられる。しかし，これにはある生命倫理学者（レベッカ・ドレッサー）から反論がなされている。つまり，その人はかつてその宣言をした時には，認知症になっても幸せに生活できるということを知らなかったのではないだろうか。その人は認知能力が衰退しても，生活を楽しんでいるかもしれない。にもかかわらず，治る可能性のある肺炎になっても，宣言どおりに，抗生物質を投与するべきではないのだろうか，ということが問題となる。

脳神経科学者や神経科の専門医からすれば，アルツハイマー病の患者をおそらく直接観察・診察したことがない倫理学者の分析には躊躇するものがあるという。神経科学の専門家に言わせれば，認知症の末期患者はほとんど何も認識しておらず，心と脳がその機能を失っていることは客観的事実であるという。したがって，ドレッサーのいう反論はあり得ず，そのような議論だけでは，現代社会にとっての真の問題は現われてこないのかもしれない。

先に論じた「胚はいつから人となるのか」という問題と同様，老化に伴う脳機能の喪失という現実も，以上のように倫理的問題をはらんでいる。自己，個性，他者を認識する能力と人間らしさは，脳によって生じ，維持され，コントロールされている。脳神経科学の観点から理性的に考えるならば，重度の認知症の人は私たちの一員とは言えないかもしれないが，どれほど知的機能が損なわれようと，誰も彼らから人としての身分を取り上げることはできない。なぜなら彼らは個人の心の中に，あるいは社会の精神の中に歴史的に身分を得ているからである。したがって，人とみなさなくてよいという線引きなどひけそうにはない。しかし，自分の命の終焉を自分で決めるという選択は，現実にすでに行われている。ガザニガが結論するように，ある状況に陥った患者が望むならば，「尊厳ある方法で生命に終止符を打つことを社会は認めざるを得なくなる」のであろうか。

第２節　脳倫理と自由意志

自分が何かをしようと意識する以前に脳の活動がすでに先に始まっている。1980年代にこの事実を脳科学者であるベンジャミン・リベットは発見した。この知見は，哲学と心理学におけるもっとも深遠な問題のひとつである「自由意志」の問題に大きな示唆を与えている。ここでは，脳神経科学と自由意志の関係，自由意志についての哲学的議論，リベットの自由意志論について検討しよう。

(1)　脳神経科学と自由意志

現在，脳神経科学において，脳が心を生み出す方法を探究する「認知神経科学」（cognitive neurology）という新たな分野が誕生している。それに伴って，伝統的な問題である自由意志（free will）の問題が心配されてきている。脳は心を生み出し，その脳は物質とみなされる。物質は法則に従うゆえ，物質界の事象は，何らかの原因により法則により必然的に規定される。したがって，私たちの脳活動も因果律によって決定されることになる

(決定論)。ここで疑問が生じる。脳が生み出す精神や，その精神が生み出す思考も決定論的なのだろうか。私たちが持つと思われる自由意志ははたして幻想にすぎないのであろうか。もし自由意志が存在しないとすれば，自分の行為に責任を負うとはいったいどういうことなのであろうか。

この「自由意志の問題」は哲学上の問題であったが，現在，脳描画化技術が発展することにより，脳神経学者にとっても大問題になりつつあるという。さらに，法律の世界にも関わりつつある。例えば，裁判において，被告人側の弁護士は，被告人の脳に，被告人の犯罪行為の責任を転嫁する主張を行なう可能性がでてくる。「ハリーがやったのではありません。ハリーの脳がやったのです。ハリーに行為の責任はありません」というのである。この場合，私たちは，個人の責任という概念を捨てるべきであろうか。しかし，こうした問題を考察するには，私たちは，心と脳と人とを区別する必要がある。

確かに脳神経科学は行動について新たな知見をもたらした。しかし，犯罪行為の原因が脳機能の観点から説明できようとも，その行為の実行者が責任を問われないわけではない。つまり，脳は法則に支配され，決定論に従う装置であるが，人は自ら責任を負う行為者であり，自由に意思決定が可能である。人同士が相互に関わりあうと責任が生まれる。責任とは，他者の行為に対してあなたが抱く概念であり（また，その逆でもある)，人と人との相互作用から行動の自由という概念が生じてくるとみなされる。別言すれば，私たちの行動は脳により規定されるが，人間としての在り方まで規定されるのではない。社会構造のなかにある，人間同士の関係や共存のためのルール，そして個人の責任のような規則や価値観は，脳のメカニズムの中にあるのではなく，これらは，自律的な自分の脳と自律的な他者の脳との相互作用的関係のなかに存在すると考えるべきである。

(2)　自由意志についての哲学的議論

そもそも自由意志は存在するのかということについて考えてみよう。個人の責任を問うとき，そこに自由意志が必要とされるように思える。この場合，「自由意志がある」とする「非決定論」と「自由意志はない」とする「決定論」の2つの立場がある。

① 非決定論

自由意志についての最初の議論は，古代ギリシアのヘレニズム期の哲学者，エピクロスに見いだされる。エピクロスは物理主義の立場から，自由意志は原子の運動が不確定な方向へ逸脱することで生じると考えた。近世になると，自由意志は二元論により把握された。デカルトは，精神と身体（物質）とを独立した別々の実体とみなし，人間の身体は機械であるにすぎず，物理学を超えた存在としての魂と合体することにより人間として完成する，と考えた。ここでは，自由意志は，超物理的な「幽霊」（魂・精神・心）により生まれるものであり，「機械」（身体・つまり脳）が生じさせるものではない（「機械の中に幽霊」）。このような自由意志の存在を認める立場は「非決定論」と呼ばれ，私たちは自分の行動の決定を自由に行なうことができると考えられる。非決定論を支持するものはたいてい心身二元論者である。

② 決定論

決定論は，すべての行為，行動，状況は，必然の結果としてもたらされるとする概念で，非決定論と甚だしく対立する。決定論が成り立つならば，自由意志は我々には存在しないことになる。決定論では，私たちの世界は運命により，あるいは遺伝子により事前に決定されているとされ，すべての行動は起こるべくして起きていると考える。

伝統的には，遺伝子が私たちの運命を決定するという遺伝子決定論がある。もし我々の現在の姿が遺伝的にプログラムされているならば，持って生まれた性質から逃れることはできない。それを意志や教育や文化により変更することはできないことになる。ある種の生物学的過程の発現は遺伝子により決定されるという。例えば，ハンチントン舞踏病の遺伝子をもつ人は，どのように快適な環境にいようが，ほぼ例外なくその病気を発症する。しかし，人間の特徴と行動が遺伝子によりプログラムされているわけではない。

それらの決定は，周囲の環境と偶然に基づいている。脳は遺伝子により作られ，私たちの認識や行動は脳により生み出される。それゆえ，現代では，自由意志の問題は脳を考慮する必要がある。果たして，脳は決定論に従う器官だろうか。そして，我々は自由意志をもちうるであろうか。

(3)　リベットの神経科学的アプローチ

自発的な行為において，行為を促す意志は，行為に結びつく脳活動より以前かあるいは同時に現れると，一般的にはみなされている。しかし，自発的な活動に繋がる特定の脳活動が，行為を促す意志の前に始まっており，自身の意図に気づく前に始まっている，としたらどういうことになるであろうか。

1980年代にベンジャミン・リベットは次のことを発見した。自由で自発的な行為の550ミリ秒前に脳は起動プロセスを示す。しかし，その行為を実行しようとする意志のアウェアネス（気づき）が現れるのは，その行為の200ミリ秒前である。つまり，われわれが自分の意志に気づく350ミリ秒ほど前に，自発的なプロセスは無意識に起動することになる。

リベットは被験者に意識的かつ自発的に手を動かすように指示し，脳活動における事象関連電位（ERP）を測定した。被験者は，陰極線オシロスコープの光の点（2.56秒で一周する）が動く時計を見つめ，手首を曲げるという決定を下したまさにその瞬間，光の点が文字盤のどこにあったかを確認し，報告する（図4－2参照）。このようにして，決意をした瞬間を報告した時間と，脳波に運動準備電位が現れるときの時間との関係を比較することができる。

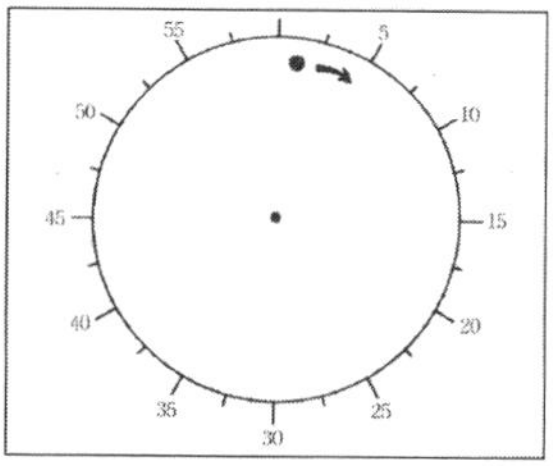

図4－2

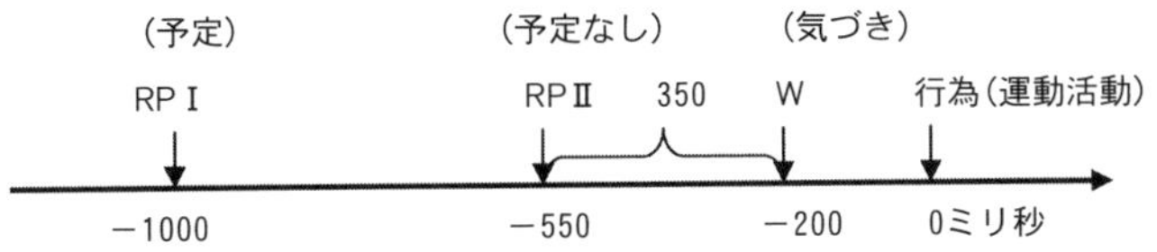

図4－3

出所：ベンジャミン・リベット『マインド・タイム―脳と意識の時間』岩波書店，2005年より転載。

リベットは，被験者が自らの意志で手を動かすときの脳活動（脳の活動電位）の様子を測定した。すると，被験者が実際に手を動かすことを予定していた場合800〜1000ミリ秒前に，また予定していない場合550ミリ秒前に，運動準備電位（それぞれRPⅠ，RPⅡ）と呼ばれる脳波が測定された（1秒＝1000ミリ秒)。ここで，実際の脳内の起動が準備電位（RPⅠ，RPⅡ）より早く生じていることは注目すべきことである。行動を起こそうとする願望への最初のアウェアネス（気づき）の時点を示すW値は，RPⅠ，RPⅡにおいても同じマイナス200ミリ秒であった。つまり，いつ行動するか予定に関係なくW値は同じである。したがって，最後の意志プロセスは，550ミリ秒前に始まることになろう（図4－3参照)。

以上のことから以下のことが考えられよう。脳はまず自発的なプロセスを起動する。次に被験者は，脳から生じて記録されたRPⅡの始動から350ミリ秒ほどあとに行為を促す騒動に意識的に気づく（W)。自発的な行為に繋がるプロセスは，行為を促す意識を伴った意志が現れるかなり前に脳で無意識的に起動していることになろう。このことは，自由意志があると仮定しても，自由意志が自発的な行為を起動しているのではないことを物語るのである。このように，脳神経科学から見た決定論とは，「私たちが何かの考えを意識する以前に脳が動き始めているのなら，脳が心を決定している」ということになろう。ということは，脳は私たちがまだ意識していないときに，私たちの決意をすでに知っていた，と考えることが可能である。

⑷　意識的な拒否

しかし，意志に基づくプロセスが，無意識から始まるというこの考えには，疑問がある。リベット自身も，「その自発的な行為を実行する際に，意識を伴う意志には何か役割があるだろうか」と疑問を呈している。もし意識的な意志の役割があるとするならば，自発的行為の生成プロセスに影響を与える可能性がある。意識的な意志（W）は，脳活動（RPⅡ）350ミリ秒遅れて続くが，行為より200ミリ秒以前に生起する。この200ミリ秒のなかに，生成プロセスに影響を与える余地があると考えられる。信号が脳から手に伝達されるにはおよそ100ミリ秒かかるゆえ，私たちには100ミリ秒残されていることになる。(この残された100ミリ秒が自由意志に関わる）つまり，意識を伴った意志は，この100ミリ秒間で，無意識のうちで決定されたプロセスを完遂し，最終的な運動行為を実現させるように意識的な意志は決めることができる。それとも，運動行為が起こらないようにプロセスをブロック，「拒否」することも可能である。

以上の結果から，意識を伴った意志と自由意志の役割について，新たな考えが生じてくる。意識を伴った自由意志は，自由で自発的な行為を起動していない，しかし，意識を伴った自由意志は行為の成果や行為の実際の遂行を制御することができる。すなわち，自発的な行為は，無意識の活動が脳によって「かきたてられて」始まるものであり，意識を伴った意志は，これらの先行活動されたものから，どれが行為へと繋がるべきものか，また，どれが拒否や中止して行為が実行されないようにすべきものかを選択すると考えられる。ここでは，自由意志は是認や禁止する力のなかにあるといえよう。

(5)　自由意志は存在するか

ここで，意識的な拒否そのものには，先行する無意識のプロセスの発生源があるのだろうか，ということを考える必要がある。もし拒否自体が無意識に起動・発展するならば，拒否という選択は，やがて自覚化される無意識の選択ということになろう。しかし，意識を伴う拒否は，先行する無意識のプロセスがなければ，その直接の結果でもありえない。それは制御機能であり，行為への願望に単に気づくこととは明らかに違う。つまり，拒否するという決定を意識することは，まさにその事象に気づいていることなのである。

先述のように，意識を伴った自由意志の役割は，自発的な行為への無意識の先行活動のうち，行為へと進むべきものと拒否し行為を中止すべきものとを選択することであった。自由意志のこうした役割は，宗教や倫理的価値観とも一致している。例えば，モーゼの十戒の多くは「してはいけない」ことの規定である。また，12 世紀のユダヤの哲学者であるマイモニデスは「神聖さとはすなわち，人間の最も本能的な肉体的な欲望を否定できるような規律ある自己のコントロールである」と語った。さらに，ユダヤ教指導者ヒレルは「自分がされたくないことを，人にしてはならない」と述べた。「〜したい」という衝動は，脳内で無意識に起動し，発達する。行為を促す意図の無意識の出現は，意識的に制御することができない。制御可能なのは，その最終的な運動行動の達成だけである。リベットは，以上のような意味で自由意志は存在すると考えている。

⑹　自由意志と現実の生活

ところで，私たちがまだ意識していないときに，脳は私たちの決意をすでに知っており，いくつもの決断を下しているというならば，自由意志が関係する現実生活では様々な問題が生じる可能性が考えられる。例えば，暴力的な犯罪行為を行う者には，脳神経科学の知見から，その責任能力がないとする場合がある。神経伝達物質のバランスの崩れや，脳の器質的障害が暴力の原因であると証明されるならば，このような脳を持つ人は行為の責任を問われないというのである。しかし，個人の責任や自由意志は，本来，脳の中にはでてこないと考えられる。

確かに，暴力行為を繰り返す犯罪者は，「反社会性人格障害」（APD）にあたる人が多い。このような人は，社会のルールを守れず，脳の抑制メカニズムが働いていない。現在，この抑制メカニズムについて，脳の前頭前野の中央部の下側にある眼窩領域が重要な働きをしている，ということが裏付けられている。しかし，前頭葉下側の眼窩領域に損傷を受けていようとも，ほとんどの患者は暴力的行為で反社会的行動を示すことはない。

脳は物質であり，脳が行動を生じさせる仕方を機械論的に説明できるようになってきており，このことが決定論的な見方と結びついている。たとえそうであるとしても，自由意志は存在すると過去の哲学者たちは考えてきた。かつて，A・J・エアーは，世界が決定論に支配されていようが，私たちは自由に行動できると主張した。自由な行動は，強制・束縛されずに，自分から望み，意図し，決断することから生まれる。「自由な行為」とは，自分自身の内部から（意志により）生じる行為である。「強制された行為」とは，外にあるものにより惹き起こされる。行為Aが「自由な行為」だったならば，行為者はその気になれば行為Bもとれた。それに対し，行為Aが「強制された行為」ならば，行為者はどうしても行為Aしかできないのである。したがって，強制されない限り行動は自由である。行為の原因が内にあるか外にあるかが問題である。このようなエアーの主張を脳科学の観点から考えるならば，「脳は決定論に従うが，人は自由なのである」と考えられる。

(7)　脳と人

脳は自動的に働いている。私たちの自由は，人と人との相互関係のなかで見つけられる。ある人が殺人を犯した場合，その人に責任を問えるかどうかが問題になる際，脳神経科学的見解が求められる。その人がやったのか，それともその人の脳がやったのかという問題になる。しかし，神経科学は，責任について何も語ることはできない。責任とは社会が定めたルールであり，2人以上からなる集団の中にしかありえないからである。脳神経科学は神経系の機械的な働きを調べる分野である。脳は進化したシステムである。脳という意思決定装置は，相互作用しながらルールを学び，反応の仕方を決めていく，ルールについて自動的に働いてくれる装置なのであると考えられる。

したがって，脳神経科学者は脳に責任があるかどうかを語ることはできない。責任とは，「人が持つ属性」であり，「脳が持つ属性」ではない。責任は道徳上の価値観であり，ルールに従う人間に対して要求すべきものである。脳科学者は，ある人の脳や心の状態を説明することは可能であるが，その人は行動をコントロールできないゆえ責任を問うことはできないという判断は下せない。人間は決定論に従うシステムの一部であるが，「責任はあくまで社会のルールの中に存在する社会的な概念であって，ニューロンでできた脳のなかに存在するのではない」といえよう。

第3節　脳画像技術と倫理的問題

(1)　心を読む脳科学技術の誕生

人間は社会的動物であり，絶えず他者の意図を理解しようとしている。人の感情や考えを見抜くことについて，以前から研究がなされてきた。イタリアのパルマ大学で神経生理学を研究するグループが，サルの研究を通して，「ミラーニューロン」と呼ばれる特殊なニューロンを発見した。例えば，サルがブドウに手を伸ばしたときの脳活動を記録したとき，そのサルの前頭前野で活性化するニューロンは，別のサルがブドウに手を伸ばすのを見るときにも，また人間が同じようなことをするのを見ても，やはり同様に活性化する。すなわち，ミラーニューロンは，鏡のように，同じ目的で行われる他者の行動と自分の行動を写し取ることができる。他者を理解し感じるメカニズムがサルには備わっている，ということをこのことは示している。

こうした知見から他者の感情理解の研究が進んでいる。われわれは，他者の感情を体験するために，感情にかかわる自分の脳システムを，あたかも他者の脳で行われる様に働かせて，自分のうちに生じる感情をもとに，他者の感情を理解している。このように脳には他者の感情理解のシステムが存在している。さらに，最新の科学技術である「機能的磁気共鳴画像」(fMRI)は，脳の電気的活動を記録し，脳が活性化した際の熱を感知するハイテク装置である。われわれは，これにより他者の心を読むことから，さらに他者の心の状態を物理的に示す証拠を手に入れることとなる。

たとえば，イェール大学のグループがfMRIを用いて，偏見を持つことと脳の状態との関係について行った研究によると，白人のアメリカ人が見知らぬ黒人の顔を見たとき，脳の扁桃体が活性化するが，好感を抱いている有名な黒人(マーティン・ルーサー・キング・ジュニア等)の顔を見ても扁桃体は反応しないという。扁桃体は，感情や感情の学習・評価に関する脳領域である。同じ黒人の顔を見ても，このように扁桃体の反応が異なるということは，被験者の属する文化の人種に対する評価に影響され，さらに個人の経験に基づく評価の部分修正にかかわるということであろう。ここで注意すべき点は，ある脳領域が活性化することにより，人種をもとに他者を分類しているように見えるが，けして人種差別をしているのではないという点である。つまり，人種差別的思考は，人種の異なる人を見たときに無条件に生じるものではない。脳画像は確かに重要なデータを提供してくれるが，明白な証拠を示してくれるわけではないのである。

しかし，最新の脳神経科学の技術は，脳画像が究極の嘘発見器になる可能性を含んでいる。というのは，被験者に画像を見せ，その反応に偏った感情が見られるかどうかを調べることができるようになってきたからである。このことは，脳の画像を理由に有罪・無罪が決定される時代が近づいてきたことを示している。もしそうなるならば，われわれが特定の信念や，特定のイメージ，特定の偏見を抱くかどうかが脳神経科学により判明することになる。われわれの感情的に生じたそのような反応は，避けることのできないものであろう。人と人との関りは，時にそのような感情が表面化することを理性的に抑えることで円滑に進むことがある。しかし，心にしまっておきたいそれらの情報を客観的に表現可能にする技術があるとするならば，はたしてわれわれの脳のプライバシーを守ることができるのであろうか。

(2)　嘘は脳画像から読み取れるか

2001年，ペンシルヴェニア大学精神医学部のグループは，「人が嘘をついているときと本当のことを言っているときとで脳活動が違うのを発見した」と報告している。彼らは，人をだますことを想定した「有罪意識テスト」を被験者に実施して，その脳活動をMRIでスキャンした。まず，被験者にトランプのカード（たとえばクラブの5）を一枚引いてもらい，それをしまってもらう。実験者が尋ねる以下の質問にすべて「いいえ」で答え，その時の脳状態をMRIでスキャンする。

問1　あなたのカードはこれですか？（ハートの2を見せる）
答1　いいえ。（被験者は真実を述べている）
問2　あなたのカードはこれですか？（クラブの5を見せる）
答2　いいえ。（被験者は真実を述べておらず，かつ実験者をだましている）
問3　このカードはスペードの10ですか？（スペードの10を見せる）
答3　いいえ。（被験者は真実を述べていないが，実験者をだましてはいない）

その結果，実験者をだました「答2」のとき脳の5つの領域が激しく活動した。「答1」のときと「答3」のときは，脳活動のレベルはほぼ同じであった。以上の結果から考えられることは，意図的に人をだますには正常な反応を抑制する必要があるということである。その証拠として，前帯状回のなかの抑制機能を司る領域で顕著な活動が見られるのである。

この方法とは別に，脳波の変化によって被験者の「答え」を判断する「脳指紋法」と呼ばれる方法がある。脳指紋法の統計的信頼性はかなり高く，FBIも認めるところであり，CIAはこの方法を使っているという。さらに，脳指紋法と虹彩スキャンを組み合わせれば，空港でテロリストを捕まえることができるという意見もある。脳指紋法が拠り所とするのは，画像に見覚えがあるかないかに応じて生じる脳活動の記録である。

しかし，脳活動の状態から「だましている」とか「嘘をついている」という心の状態を判別するこれらの方法には，皮膚電気反応などの生理的変化の測定記録に基づいた嘘発見器のように，不確実な部分が非常に多く問題点もある。ひとつの批判として，一般市民が見たことのないような画像を探すこと自体が困難であるということがある。また，脳活動が見られたからといっても，それが犯罪とは別の記憶やトラウマの体験に起因する可能性も考えられよう。実は，脳指紋法にはもうひとつ根本的な問題がある。つまり，脳指紋法は「思想の自由の侵害」にあたるという批判である。つまり，脳指紋法を使用するならば，思想は監視され，思想がデータベース化される可能性がある。このことは，思想管理に繋がり，個人の自由を侵しているとさえ考えられる。このような主張は，脳神経科学の知る領域をはるかに越えており，なぜなら，脳神経科学はこころを読む技術ではなく，脳波を読む技術であるからである。人の脳波からその人の思考や意図や信念などの仮説をつくる権利は脳神経科学には存在しない。脳神経科学が読むのは脳であり，心ではないのである。

(3) まとめ

現在，善悪の判断が脳活動により説明できる研究がすすめられ，感情の情報を処理する脳領域が，特定の道徳的判断を行う時にだけ活動することが分かっている。つまり，私たちは脳の反応を測定すれば，いかなる道徳的判断がなされるかを予測できる可能性を手に入れたことになる。脳の中には善悪を判断する中枢が存在するかもしれない。道徳的感情は，脳幹と大脳辺縁系によって生み出される。心の理論は，相手の思考を推測する能力であり，社会的行動をとる指針となるもので，善悪の判断をする上で欠くことのできないものである。このプロセスには，ミラーニューロン，眼窩前頭皮質，扁桃体内部等が関わっている。道徳的思考を行う時には，さまざまな脳内システムが関係していることが脳画像から判明している。新しい脳画像技術による研究は，道徳的難問に対して脳が答えていることを示唆している。このように，脳神経倫理学は，人類共通の倫理を，私たちから独立して存在するルールとして捉えるのでなく，むしろそのルール（道徳）が脳神経メカニズムにより生み出されるものとみなそうとしているのである。しかしながら，リベットが指摘するように，倫理性への脳科学的アプローチ（還元主義）は，「自己または魂の現象の意味をけっして否定するものではない」とする考えもまことに興味深いものと考えられる。

第5章
日本人の葬制と死生観

はじめに

フランスの歴史家で『死と歴史』および『死の文化史』を著したフィリップ・アリエスは人を「死者を葬送する唯一の動物」と定義した。死者を葬送するということは，死後の世界を認識する観念，すなわち死生観あるいは他界観を持っていたことを示している。人はこの死生観に従い，さまざまな死者に対する追悼・忌避儀礼を行ってきた。しかし，この死生観は，近年の日本では，大きな変容が見られるようになったといわれる。それは長い間続いてきた民俗的死生観が，旧民法で規定された家制度の終焉による大家族から核家族への変化，音楽，映像，ファッション，携帯電話などの通信機構など大きく西洋化した文化に埋没する若者に代表される価値観の変化，様々な宗教を通過儀礼に取り入れることに見られる多宗教化あるいは脱宗教化ともとれる宗教観・世界観の変化，医療の進展における死の判定基準や死の受容の変化など，近年の家族観や価値観，宗教観の変容のために変化を余儀なくされているからである。しかしながら，臓器移植や尊厳死の論議の際に，脳死や安楽死・尊厳死の受容において，西洋との間に大きな開きがあることも指摘されている。この違いには様々な要因が考えられているが，その最大のものは日本と西洋の死生観との差であるといわれる。

そこで，この章では，日本の死生観に焦点を当て，その歴史的変遷を辿ることとしよう。

しかし，とくに先史時代においては，死生観を明確に示すものはみあたらない。歴史時代においても，どのような死生観であるかを直かに論じたものはほとんどない。しかし，死生観をある程度表現しているものとして葬制があげられる。そこで，ここでは葬制の変遷を通して，日本人の死生観や他界観およびその変遷について述べるとしよう。

第1節　葬制の起源と種類について

日本人の死生観や葬制を述べる前に，世界的レベルでの葬制の起源と葬制の種類について知っておこう。

(1)　葬制の起源

人類は猿人（700～100万年前），原人（190～20万年前），旧人（50～3.5万年前），新人（19万～1万年前または現在）という段階で進化してきた。しかし，猿人，原人の段階では，埋葬を示す例は発掘されていない。

埋葬を初めて行った人類は旧人のネアンデルタール人類であるといわれる。ネアンデルタール人類の埋葬や儀礼に対して否定的な見解が出されているが，いくつかの例は，やはり埋葬として認識される[1)]。これらの埋葬は，すでに旧人段階で死後の世界の認識があったことを示している。しかし，近年の中東の古人類の再分類や新たな発掘証拠から，新人の埋葬のほうが旧人の埋葬よりも古いと考えられるようになってきている。旧人の埋葬は約7～5万年前頃までしか遡らない。旧人と新人が10万年前から4万年前まで共存していた西アジアでは，旧人の埋葬例より古い時代の新人の埋葬例がみられる。約9万年前の新人であるカフゼー人は副葬品を伴った埋葬で，確実な埋葬の最古の例とされる[2)]。また，最近エチオピアで発見された16万年前の初期新人は，埋葬あるいは何らかの儀礼を行った跡があるという。これらのことは埋葬を初めて行った人類は新人である可能性を示唆している。エチオピアの初期新人やカフゼー人およびネアンデルタール人類の時代は中期旧石器時代の石器が主体であるが，次の後期旧石器時代（新人の段階）では，特に3万年以降になると埋葬例は多く見られるようになる。また，副葬品，赤色顔料，石板，置石などを用いるようになった。埋葬形態もまた多様になり，屈葬や伸葬，頭骨葬などが見られている。これらは死後の世界を明らかに認識していたことを示すものである。また，洞窟壁画や骨角器につけられた彫刻には呪術的色彩がみられ，死後の世界とともに超自然的存在に対する心性すなわち宗教の存在が確実に認められるのである。

(2)　葬制の種類

現在，世界で行われている葬制は主に，土葬，火葬，遺棄葬（曝葬・風葬）の 3 種類がある[3]。しかし，歴史的あるいは民族学的なものを加えると 15 種以上にもなるという[4]。これを死者への態度から分けると，死体に対する恐れからくる死体に対する関係の断絶と死者への尊敬からくる死者の保存とにわけられる。また，死者の処置という面からは，死体をみすてる型，死体を破壊（火葬，鳥葬）する型，死体をしまう型（墓地での埋葬，墓地ではないものとして樹上葬，台上葬，洞窟葬，海中葬，水中葬がある），の 3 つに分けられる。さらに埋葬の形では，伸展葬，屈葬の区別がある。また，死体を 1 回だけ埋葬する単葬と複数回（通常は 2 回）埋葬する複葬という分類もある。また，両墓制という死者を埋める埋墓（うめはか）と死者の霊に詣いる詣墓（まいりはか）の両方を持つ風習が日本の近畿地方を中心として見られている。

一般に，葬制の数に関しては，1 つの文化に 1 つの葬制であると考えられる。しかし，日本には様々な葬制が見られる。これは日本の文化がいくつもの文化の影響を受けたためと考えられている。

また，日本の葬制は，時代的に変化が見られている。そこで，日本の葬制の時代的変遷を通じて，死生観あるいは「あの世」観の変遷について概観するとしよう。

第 2 節　縄文時代の葬制と死生観

先土器時代（旧石器時代）においては，葬制と思われる遺跡は発見されていない。次の縄文時代になって，始めて葬制とみられるものが発見されている。縄文時代は約1万年と長期に亘り（1万3000～2300年前），また，その文化は時代差が認められる。縄文草創期から早期（1万3000～6000年前）には土を掘った穴が発見されている。人骨はみられていないが，その形態から墓であるとみなされている。前期（約6～5000年前）～中期（5～4000年前）には明らかに墓穴とみられる土壙がみられ，その中に人骨が埋葬されているものも多い。また，副葬品もみられるようになる。人骨の多くは土壙の中に，四肢を折りたたんだ屈葬が一般的であった。屈葬の理由としては，運搬の便および穴を掘る労力の節約，睡眠や休息の姿勢である，胎児の姿勢である（再生を願ったもの），死霊が戻らないようにする（死霊の活動の拘束）などが考えられている。また，この期になるとストーン・サークルなどの中に配石（石が敷き詰められた形）がみられるようになる。配石の下に墓があることが多く，リーダー格の墓であること，儀礼や祭りが行われたと推定されている。中期からは，環状集落がみられ集落中央の広場に共同墓地がつくられることが多かった。また，青森の三内丸山遺跡では，広場から続く道路の両側に220もの墓が並んでいた。220基の中の10基は丁重に造られており，リーダー格の墓ではないかと考えられている。縄文後期（4～3000年前）以降は，弥生時代によくみられる支石墓が現われる。しかし，縄文時代を通じてみると，素掘りの穴に遺体を埋めただけの簡単なものが一般的である。また，縄文後期晩期にはすでに改葬（複葬）が出現している。このことからすでに階級的社会が出現していた可能性があるとみられている。また，縄文時代後期には甕棺がみられているが，遺体は幼児だけであり，リーダー格の遺児と考えられている。このようなことから，少なくとも縄文時代人が他界観を保持していたことは確実である。縄文時代の墓の多くが，居住地の中や近接の地（貝塚など）にあることから，縄文人は遺体に対して忌避するというより，親しみを持っていたと考えられる。

第3節　弥生時代の葬制と死生観

弥生時代（紀元前300[5]～紀元後300）には，甕棺，木棺，石棺，支石墓

がみられる。これらの多くは朝鮮から由来したものと考えられる。支石墓は，亀甲状の上部のふくらんだ板石を数個の石で支えたもので九州西北部に多く見られる。石棺は四方を板状または塊状の石で囲んだなかに遺体を入れるというもの，また，木棺は，石棺同様四方を木で囲んだ棺であり九州北部，近畿地方で多くみられる。甕棺は，縄文時代の幼児・胎児のものから，大型なものになり成人が埋葬された。また，壷棺がみられているが，収骨して再葬したものと考えられている。壷棺は関東地方に多い。弥生時代に特徴的な墓に方形周溝墓がある。これは周囲が方形で四方が溝で囲まれ，その中央は丘のように盛られ，そこに土壙が作られ死体が埋葬する形の墓である。これははじめ近畿地方に現れたが，次いで関東，東北，九州の順に広まり全国的に普及する。弥生時代後期には墳丘墓が現れる。この墳丘墓では竪穴式石室があり，遺体は木棺の中に納められ伸展葬が一般的であった。

弥生時代に特徴的なことは，集落地域以外に墓域を定め，共同墓地を設けるようになったことである。生活空間と死後の世界を切り離す考えが認められ，死後の世界あるいは遺体に対する考えが変化したことが推測される。大陸とくに朝鮮の影響が強く見られることも特徴の一つである。また，副葬品は多くないが，銅鏡や青銅製の矛や剣がみつかった例もある。方形周溝墓や墳丘墓のような大きな墓はリーダーの墓であるとみなされている。また，銅鐸，銅剣が1箇所から大量に発見されることから，祭祀的な活動があったと考えられている。

第4節　古墳時代の葬制と死生観

古墳時代は3世紀後期から7世紀にわたる時代である。初期（3，4世紀）は，中期（5世紀），後期（6〜7世紀）に分けられる。初期には典型的な前方後円墳や前方後方墳がみられるほか円墳や方墳もつくられている。弥生時代の後期からみられる甕棺，木棺，支石墓などの墓は，多くはリーダー格の墓と考えられ，一般庶民の墓の存在は疑問視されている。副葬品は，三角縁神獣鏡などの青銅鏡や碧玉氏の腕輪型宝器など呪術的性格の強いものが多かった。また，殯（もがり）の慣習があったと考えられている。殯は，死後本格的に埋葬するまでの間，遺体を棺に納めて安置しその間に諸儀礼を行う習俗で，死者霊の鎮魂を目的としていると考えられている。

中期では，多くの地域で政治的統合がみられ，その成立を示す大古墳が造られた。さらに畿内政権が倭国内に覇権を確立し，その結果として，仁徳陵古墳，応神陵古墳などの巨大な古墳が造られた。副葬品は呪術的要素が消滅し，鉄製武器や武具などの軍事的な意味をもつものに変わっている。弥生時代の伝統を受け継いだ素焼きの土師器に加え，高い熱で焼くため吸水性が少ない利点を持つ須恵器の生産がみられるようになるのもこの中期である。

後期には，巨大な古墳はなくなり，各地域で数多くの古墳が群集してみられるようになる。これは古墳に葬られる人々の性格が変化し，首長層だけではなく官人層・貴族層までが古墳に埋葬されたと考えることができる。墓の形態も変化がみられ，横穴式石室という新しい墓室が採用される。この横穴式石室には，１つの家族が合葬される例もみられている。副葬品も多様化し，材料も様々な石の混用がみられ，また，金銀，銅などの金属も頻繁に使われた。古墳に葬られる人々の範囲は広まったものの，それは支配者と支配者に関係の深い上流の階級の範囲にとどまっており，一般の庶民がどのような埋葬をしていたかについては殆どわかっていない。庶民の住居も依然竪穴であることからみれば，庶民の埋葬は土葬あるいは，遺棄葬（曝葬・風葬）でなかったかと推測される。

以上，先史時代を総括すると，古墳時代までは，死後の世界に対する態度に，数度の変化が認められる。縄文時代には死者を忌避する感情は少なく，遺体は生活空間の中や近接地に埋葬されている。弥生時代では，遺体を生活空間より離れたところに埋葬されており，死者や死者の霊をやゝ，忌避するようになっている。リーダー的な存在を示す丁重で規模が大きい埋葬がみられている。先史時代を通じて，死者の霊への思いが主流で，後年みられるような骨の尊重や骨への執着は薄かったと考えられている。ただし，縄文後半から複葬が行われていることから，筋や内臓などの軟部組織よりも骨は尊重され，骨は「あの世」に行くまで一時的に霊が宿る場所として認識されていたと考えられる。

縄文時代から「山上他界」観があったとする考えがあるが（哲学者梅原猛など），考古学的証拠からは，弥生以降の死生観ではないかと推測される。

第5節　古代の葬制と死生観

古墳時代後期から歴史時代に入るが，古墳時代の埋葬や死生観に関する記述は数少ない。わずかに『古事記』や『日本書紀』に神代の葬儀の記述があるのみである[6)]。それによれば，喪屋を建て，8日8夜の間，泣き，食べ，歌舞したという。葬儀の役は雁や鷺など鳥が担っており，死んだ霊は鳥によって天に運ばれる。これは神話の中の話であるが，ほぼ同様な葬送が行われたと思われる。死霊は天に行くと考えていたと思われる。埋葬に関しては，すでに述べたように，支配者としての墓として多数の古墳がみられている。しかし，庶民の葬法の大部分は遺棄葬や洞窟葬であったとされる。

飛鳥・奈良時代になると，仏教的色彩が明瞭に現れ，火葬の習慣が現れてくる[7)]。しかし，火葬されたのは，一部の高貴な人々に限られていたと考えられる。この時代の特徴は薄葬（簡素な葬儀）である。古墳時代にも薄葬思想があったと考えられているが，明確なものとして大化2（646）年に公布された大化薄葬令がある。この薄葬令は，墳墓造営に規制を加えたものであるが，天皇・皇后・皇女などは対象外であった。薄葬は，仏教葬儀，火葬の採用の導入で8世紀以後急速に促進されるようになる。また，死体を放置したり，火葬のあとに散骨の習俗があったことが，『万葉集』の歌から知ることができる[8)]。万葉集の歌からは，また，死後の人々の行方は，天，山，雲，霧などで，比較的近いところであり，死の世界が現世の延長上にあったと考えることができる。

また，奈良時代には，怨霊を恐れる御霊信仰が始まる。奈良時代には政争により命を絶たれる貴族や官人が多くでた。その典型が井上内親王に関するもので，皇太子の地位を奪われ幽閉された井上内親王の死後，天災・災害が多発し，内親王の後の皇太子も病に倒れた。これらは内親王の祟りとされた。内親王の墓は改葬され御墓として丁重にあつかわれた。同様なことが続き，再び疫病がはやり多くの人々が死亡した。これらは非業の死を遂げた者の怨霊によると考えられ，怨霊の怒りを鎮静するために儀礼が執り行われた。これは平安時代にも続き，御霊会と呼ばれる鎮魂の法会がしばしば行われた。863年の神泉苑，869年の八坂神社での御霊会が有名である。

平安時代に入ると仏教の影響が強く現れる。奈良時代の仏教は国家護持を目的の主体としていた。平安時代に入ると，天台宗や真言宗の導入により，国家護持の仏教から民衆の仏教としての地位を確立していく。しかし，平安時代前半の仏教は，主に祈祷によって災難を逃れ，病気を治療することを目的としていた。葬送に仏教の影響が出てくるのは貴族層からである。この頃までには，遺体の破壊と保存という2つの側面[9)]をもつ葬制が現れてくる。それまでは死体を死穢として忌み嫌い，野山に捨てておく風習があったが，それが遺骨尊重すなわち納骨という形へ変化してくる。この納骨の風習は古代の殯の観念と結びついていると考えられている。また，それまでの死骸には穢れた死霊が宿るという考えに対し，腐敗と流出のプロセスを経たのちの遺骨には清められた祖霊が宿るという観念が生れた。遺体を極度に圧縮した「骨」という堅固な遺存物は，「霊」という不可視な存在が穢から浄へと推移する過程を象徴するものとなり，祭祀の対象となったと考えられる。

平安時代中期には，この遺骨尊重の思想は仏教の浄土信仰と習合することにより，寺院での納骨を経て平安末期には高野山納骨という形へ昇華する。六道輪廻の無限の苦しみが蔓延するこの世――末世であるこの世を離れ，極楽浄土での往生することを目的とするものである。藤原道長は，法成寺で葬儀が行われた後，鳥部野で火葬に付され，遺骨は宇治の浄妙寺に葬られている。藤原道長の子頼道が建てた宇治の平等院鳳凰堂には，定朝作の阿弥陀如来像が置かれている。これは聖衆の来迎を受けて西方極楽浄土に往生しようとするためのものである。この葬儀は天台宗の僧侶によって葬祭が執り行われた。貴族階級に接触した天台宗は最澄とその弟子である円仁によって末法思想を貴族層に植えつけて浄土信仰を高めていった。一方，真言宗は，空海の密教の呪術的効力により貴族層に取り入れられる。その結果，816年には高野山金剛峰寺を，823年には京都に東寺を建立するまでになる。また，高野山金剛峰寺は，空海の修行の場ということから多くの修行僧を集め，天皇や貴族も参拝するようになる。1153年には覚法法親王の遺骨が，1160年には美福門院の遺骨が納骨され，以降貴族階級の納骨が盛んとなる。

平安後期は乱世の時代であった。そのような乱世の時代では，死は生の続きであり，末世のような現世よりも浄土に行くことのほうが理想であった。とくに戦乱の当事者である武士にとっては死ということが当たり前のように感じられた。そのため，死より名をとるという生き方が，武士としてのあるべき姿とされた。武士階級にはすでに仏教が広まっていたことが，安徳天皇が入水の際，水の下に極楽浄土があるといわれたことや，「念仏申て極楽にまいれよ」と語られていることからも判る。武士は庶民出身と考えられるので，一般庶民にもある程度仏教が浸透していたと考えられよう。仏教による「あの世」観として地獄と極楽との観念も平安期に生じ，貴族，武家，庶民社会の順に広まってきたと考えられる。

いずれにせよ平安時代において，死体を穢れとし忌避する観念が，火葬という手段を得て，霊が宿る遺骨崇拝の観念に変化していったといえよう。それに伴って，西方浄土が死後の世界として重要視されてくる。しかし，一般庶民においては，土葬が一般的であったので，まだ，忌避する観念が普通であったと考えられる。死後の世界については，庶民においても次第に仏教の影響がみられるようになってくるが，まだ，死者の霊の場所としては「山地他界」と考えるのが大勢であった。

また，平安時代においては，7歳以下の幼児の死者に対しては，貴族階級の子女でも葬儀はおこなわず，川原などの野外に放置したという。幼児の魂は成仏せずに復活してほしいとの願いからと考えられている。この習慣は鎌倉時代まで続いている。

第６節　中世の葬制と死生観

鎌倉時代には，民衆への仏教の広まりはますます進んだ。末法思想を背景に法然が浄土宗を，親鸞は浄土真宗を，一遍は時宗を，日蓮は法華宗を開き，貴賎の別なく念仏を唱えることで極楽浄土に往生できることを説き，民衆に深く浸透していく。一遍，親鸞は，荼毘に付され埋葬された。火葬は貴族のほか武士階級にも広まっていく。

鎌倉中期には宋から新たに禅宗が導入される。道元の曹洞宗，栄西の臨済宗などである。栄西は京都で布教したが，比叡山延暦寺の反発にあい布教を禁じられる。栄西は鎌倉に移り，北条政子・将軍源頼家の庇護の下，京都に建仁寺を建立した。また，道元は越前に大仏寺のちの永平寺を建立した。禅宗は武士階級に好まれ発展してゆく。禅宗は，葬送に位牌という中国では儒教で使われていたものを導入した。位牌に戒名，死亡年月日，享年などを書き入れて知らしめるという新しい方法が始まった。位牌は特に武士階級に浸透していった。一般庶民への仏教の浸透は，鎌倉時代には少し形を変えて深まって行く。というのも仏教の一般庶民への浸透には，神仏混淆（習合）が必要であった。これは，仏教の一般庶民層まで定着する過程で，伝統的な神観念や俗信との融合を余儀なくされたと考えられよう。神道との習合の形一つが，本地垂迹の説である。これは日本の神は，本来は印度にあって，それが衆生と結縁の方便として日本の神になって日本に姿をあらわしたという考えである。この本地垂迹の考えは江戸時代末まで続くこととなる。

また，平安時代に貴族社会に流行した高野山納骨は鎌倉時代に入り庶民にも浸透した。これには高野聖の影響が大きいといわれる。高野聖は勧進，勧化のため全国を遊行し，庶民の間に浄土思想，来世信仰を植えつけた結果，高野山納骨が広まった。しかし，高野山納骨は，庶民でもある程度裕福なものでないと火葬を行えなかったため，多くの庶民が行ったとは考え難く，密教すなわち呪術的ご利益が豊かな弘法大師への信仰に伴う一つの憧れであったと考えられる。鎌倉時代の葬儀，特に都市部での葬儀には，非人の存在が無視できない。鎌倉時代も庶民層では遺棄葬が一般的であった。死体を郊外の墓所や遺棄する谷や野に運ぶ役目を非人が行い，死人の衣装を所得する権利——葬送得分権を得ていたといわれる。彼らは，室町時代には運搬用の葬具（輿）を貸し出すようになったといわれる。

室町時代になると，貴族社会，武家社会の仏教的葬送は一般的になっていった。応仁の乱以降には，立派な輿，幡（旗），天蓋などの葬具を用いた葬儀が，武士階級によって行われた。これには禅宗の影響があるという。武士階級や上層庶民では仏教的葬儀が行われ，火葬が広まっていく。また，乱世の精神的支えとして，浄土信仰が庶民へ浸透していく。現世が穢土で来世が浄土であるという教えが乱世では救いとなったのである。この浄土信仰の浸透に大きな役割を演じたのが「空也聖」などの遊行聖である。また，禅宗の浸透には「放下」と呼ばれる遊行聖の存在がある。これらの聖は各地で念仏を行いながら浄土宗・禅宗の普及に努めたが，無縁の死体を埋葬・火葬することも行った。特に禅宗の遊行聖は火葬を葬送儀礼の一部として庶民層に植え付けることに貢献した。また，前述したが，禅宗は儒教で行われた位牌を導入したことも特筆されることである。室町時代末には火葬は庶民層にも広まった。この火葬の普及には，共同体の互助組織の成立と，その葬儀の一部を請負い，鎮魂を行う後の三昧聖のような半俗半僧の存在があったと考えられる。ただし，明治以降の統計や民俗調査によると，火葬の比率は都市部を除くと高くなく，室町・江戸時代の葬送の多くは土葬・遺棄葬であったと考えられる。ただし，遺棄葬は時代が経つにつれ少なくなっていったことは確かである。また，室町時代になると，幼児に対する葬儀も行われ墓に埋葬されるようになったことは，死生観の変化とみなすことができよう。

中世の死生観を概観するとしよう。中世では「あの世」として西方浄土を考える仏教的な死生観が貴族社会，武家社会，一部の庶民に広まっていった。伝統的神観念や俗信に基づく死生観，おそらく「山地他界」的な「あの世」観も，特に一般庶民の多くは持ち続けていた。しかし，次第に仏教的死生観が神道や俗信との混淆・習合の形をとって広まるようになった。応仁の乱以降は特にその浸透が著しく進行した。

第7節　近世の葬制と死生観

江戸時代になると，仏教の浸透は著しく進行する。それはキリシタン禁制政策に基づくものである。寺との壇家関係は一層の強化が図られ進展してくる。毎年宗門人改めが行われ，出生・死亡したさいは檀那寺へ届出，埋葬には僧侶が立ち会った。このように庶民には仏教が完璧に浸透してくるが，それは前にも述べたように神道や民間信仰である祖先崇拝と習合することにより進行する。神道との習合は，江戸浅草寺の境内にある三社権現・三社明神（現浅草神社）のお祭りである三社祭が江戸三大祭の1つであることでも明らかである。

祖先崇拝は，死者の冥福を祈る供養が祖先崇拝の考えと相まって，死者および祖先の名——いわゆる「戒名」を刻んである位牌という道具を通じて，死者と祖先の冥福を祈るものとなっていった。さらに，寺院側の要請より何年忌，何十年忌の法要が必要とされるようになった。これは寺院の財政的基盤を確立・強化したが，このような半強制的な祖先崇拝の推進が，仏教が葬送仏教化した原因の一つであるといわれる。

寺院の中で葬式を執り行う寺を墓寺という。墓寺は境内に墓場をもち，葬儀のほか火葬，埋葬をも行う寺院である。墓寺には墓所聖あるいは三昧聖といわれる半僧半俗の僧侶がおり，火葬・埋葬はこの僧侶が行ったという。

一方，武家社会においては，仏教のほかに儒教的思想が入ってくる。これは幕府の国学に儒教が取り入れられたことによるものである。その反仏教的儒教の教えの反映は，葬送の形態に現れる。火葬に反対する土葬の復活である。火葬を残酷とする儒教の考えが広まり，将軍や大名も土葬を採用することになる。火葬には多くの材木を必要とすることから費用がかかり，庶民の中では土葬風習が火葬を遵守する真宗を除いて一般的に行われていた。ただし，江戸や大阪などの大都市では，富裕層が存在し，また，土葬のための土地が限られていたため，一部では火葬が行われた。また，埋葬地や埋葬地の付近に石塔を建てるということが始まった。ただし，江戸時代には先祖伝来や家の石塔でなく個人的な石塔が多く，石塔の前面には個人名あるいは戒名が書かれるのが普通であった。また，石塔の位置は埋葬地の上ではなく，埋葬地の近くに建てるのが慣わしであったところが多かった。しかし，石塔が一般化するにつれて，石塔が個人あるいは祖先に対する祭祀を行う対象として認識されるようになっていく。

死生観においても変化が見られる。江戸時代は200年余の間ほとんど戦乱のない時代であった。そのため，中世のような「現世が穢土で来世が浄土である」という考えは次第に衰え，現世を良く生きるという考えのほうが強くなった。江戸時代の人生指針である貝原益軒の『養生訓』に「よくわが身をたもつべし」とあるように，身を保ち生を養うことが，江戸時代の人生観であった。この世は浮世という言葉に象徴される現世を楽しみたいという考えである。来世に期待する死生観ではなく，現世を恙無く生きて，死後は家族が祭る先祖と一体化することを願うものであった。また，死というものを，それも美しく死ぬことを賛美する傾向もみられる。近松門左衛門の『心中天の網島』などの著作にみられる心中（道行）には，聖の世界への移行ということに対する憧れが読み取れる。

武士階級には，武士道が生じた。その代表的著作である山本常朝の『葉隠』には「武士道とは，死ぬ事と見付けたり」とある。死を身近に感じ，死をいとわない。死より名をとることが至上とされたのである。ここにはやはり，来世より現世的な考えが支配しているとみなすことができる。

また，庶民が事に当たって祈願したのは，菩提寺の寺院仏教の仏や神社神道の神よりも，民衆のなかに身近に生き続けてきた稲荷や地蔵や薬祖神であることが多かった。これらは現世的なご利益や安全をもたらす神仏であり，これも平安で安定な時代を反映していると考えられる。また，寺院も神道との習合する形をとるようになった。江戸時代に培われたこのような多元的多重的な宗教観・宇宙観は現在まで生き続けており，様々な御利益をかかげる近現代の新宗教乱立の素地ともなっていると考えられる。

第8節　近代の葬制と死生観

明治時代になると，大きな変化がみられる。それは明治政府の反仏教政策によるものである。明治元（1868）年発布の神仏分離令により，神道と仏教の融合を廃止するものである。これが廃仏稀釈運動につながり，各地の寺院が破壊されるようになった。政府は神道による葬送を奨励したが，長く続いた寺壇制度を完全否定することはできず寺院での葬式を認めたため，一部では神式が取り入れられたが，多くの場合仏教的葬法が依然として存続した。明治17（1884）年の墓地及埋葬取締規則によって自葬が禁止され，墓地以外の埋葬が禁止された。墓地も明治7（1874）年に公営墓地が青山，谷中，雑司ヶ谷，染井，亀戸に新設された。これらの墓地では初めは神葬祭で行っていたが，その後，神仏祭兼用となった。

また，江戸時代は共同的な葬式組などに依存していたが，明治以降は個人的な葬儀に変化していった。葬儀は資力により盛大にやることも自由になり，とくに有名人の葬儀は盛大なものとなった。この理由としては，江戸時代には派手な葬儀が抑えられていたこと，死霊にたいする観念，忌の観念が弱くなったことに加え，葬儀屋が誕生したことがあげられる。葬儀屋は，江戸時代においても裕福な町人を対象に葬具貸出業の形で存在していたが，明治時代になると，一般人の葬儀を対象とすることとなり，多くの葬儀屋が出現してくる。江戸時代の葬具貸出業（貸色所という）に加え，駕籠人足業，水屋，花屋，桶屋などが葬祭業界に参入した。駕籠人足業には，大名行列の人足の調達などを請け負っていたものも含まれていた。このように町内の互助組織で行っていた葬儀を葬儀屋に肩代わりするようになり，葬儀自体も次第に華美なものになっていった。特に明治中期から後期にかけては絢爛豪華な葬儀が行われた。例えば明治34（1901）年に行われた慶応義塾大学の創立者福沢諭吉の葬儀の参列者は1万5千人であったと報告されている。また，明治44（1911）年の俳優川上音二郎の葬儀では，参加者3700名，葬列は6キロにも及んだという。このほか，国葬が明治・大正期には岩倉具視，伊藤博文ら 16 人に対して行われた。このような大型の葬儀は次第に衰退していく。それは華美になりすぎた葬儀に対する批判，非難がなされたことや，交通機関の発達により大行列の葬列が交通の妨げになったことなどによる。また，葬儀とは別に告別式を行うようになった。告別式は明治 34（1901）年の中江兆民の葬儀において初めて行われた。当初の告別式は，僧侶や神主が介在しないような簡素な決別を意図したものであるが，次第に，仏式あるいは神式の葬儀を済ませた後，一般会葬者の焼香あるいは献花を受けるという形となった。また，告別式はそれまで行われた葬列の代わりに行われ広まったともいわれる。また，葬列の代わりに霊柩車が登場するようになった。これは大正初期である。

人口が大きくなるにつれ，都市においては特に火葬が多くなり，従って，火葬場の整備が必要となった。東京では，江戸時代から 7 箇所（小塚原，深川霊巌寺，砂村新田極楽寺，芝増上寺，代々木村狼谷，上落合法界寺，桐ヶ谷村霊源寺）の寺院内荼毘所があったが，明治 17（1884）年の市区改正設計に伴い火葬場は増加され，桐ヶ谷，代々木，落合，町屋，萩新田に新設された。墓地も増設されるようになる。小金井の多摩墓地（大正 12（1913）年）や千葉県松戸市の八柱霊園（昭和 10（1935）年）である。戦後には昭和 23（1948）年に小平霊園，昭和 46（1971）年に八王子霊園が開設された。また，戦後は公営墓地も次第に公園風の墓地を築造するようになってくる。

火葬の普及により，死や死霊・遺体に対する畏れや忌わしく思う観念が衰弱していった。逆に，火葬後にのこる遺骨を尊重するようになっていった。

明治以前は，東京（江戸）や京都，大阪のような都市を除いて土葬が一般的であった[10]。明治以降も火葬場の設備が整うまでは土葬で行われていた。また，葬儀も葬儀屋（葬具貸出業）が行うことは殆どなく，共同体（村や町）の中につくられた「葬式組」によって執り行われた。この傾向は明治期になっても続き，ごく最近でもこの「葬式組」で葬儀を行っている地域もある[11]。

火葬とくに都市部の火葬が多くなった理由としては，① 明治 19 年に制定された「伝染病予防法」など衛生面での必要，② 墓地用土地の不足，③ 葬列の廃止などがあげられる。都市部以外にも火葬が広まったのは大正以降である。また，昭和期に入り，火葬の重油使用が開始され，火葬時間が短縮されたことにより，火葬がより広まるようになったという[12)]。火葬後の拾骨という行為，また，カロウトと呼ばれる遺骨を納める石室を備えた石塔を立てる風習が一般化するにつれて，骨に対する信仰が深まっていったと考えられる。この拾骨や納骨という行為はヨーロッパの火葬後には殆ど行われない[13)]。この違いはヨーロッパと日本との死生観の差異のためとされる。日本では，骨と死者の霊あるいは祖先霊とが密接に結びついている。ヨーロッパでは，死者の霊と骨とはなんら関係がない。

個人や祖先を対象として供養する場である石塔が墓として認識され，それに加え，焼骨後の骨を拾骨することと石塔のカロウトに納骨するということが加わり，骨に対する意識が，死者の霊と結びつくものへ変わっていったと考えられる。

明治31（1898）年に公布，施行された民法の親族・相続編も葬法に影響がある。この法律で，系譜，祭具，墳墓（墓地）が家督相続の対象として民法の条文に入れられた。このことが家父長制大家族である「家」制度が確立するとともに，とくに大正時代以降，「○○家之墓」や「○○家先祖代々之墓」という家族用合祀石碑が多くなった主な要因であると考えられている。

死生観はどのように変化したであろうか。火葬後の骨に対する意識の変化の外は，第2次世界大戦まであまり見られていない。日本には，古来，山上他界という他界観があった。死後霊魂が夫々の村をみおろすような高山や霊山に赴くという観念である。この信仰は，山は生命の根源の場であり山神を産神とする習俗と関係があるといわれる。しかし，仏教が浸透してくるにつれ，「西方浄土（極楽）」という仏教的来世観念が植え付けられてくる。柳田（1945）は，日本人の「あの世」観（他界観）とには，2つの考えがあるとし，その1つが山上他界であり，もう1つが西方浄土（極楽）であって，前者が日本人の土着の観念であり，後者が仏教によってもたらされた観念である，とした。近世や明治・大正・昭和前期の日本人の「あの世」観はこの2つの観念の混淆あるいは並存と考えることができよう。

第 9 節　現代の葬制と死生観

ここでは近代と現代の境を第 2 次世界大戦終結時の昭和 20（1945）年とする。これは戦後すぐに，日本国憲法の発布（昭和 21 年）により国民主権となり，宗教の自由という理念から国家神道が廃止されたこと，民法の改正（昭和 22 年）により，旧来の家制度の廃止が決まったことなどによるものである。しかし，第 2 次大戦後しばらくは，大戦前の状況と変わらない状況が続いた。旧民法から―すなわち家制度からの完全脱却がみられたのは，全ての戸籍が新戸籍に転じた昭和 37 年以降である。

一般に日本の伝統的民俗社会が急激に変化しだし，民俗的諸慣行が崩壊の速度を増したのは，東京オリンピック（昭和 40（1960）年）を契機とする高度経済成長期移行といわれる。この高度経済成長期を境に人口の過疎化が進み，共同体の諸関係が崩壊し，ひいては伝統的民俗文化の衰退を引き起こした。また，葬儀に関して言えば，都市以外の地域でも葬儀の多くは葬儀屋が行い，共同体の行事ではなくなってきたのである。菩提寺という観念も希薄化し，死生観・世界観も変化を余儀なくされている。山上他界観は殆ど消失し，遺体を火葬し遺骨化することや，その遺骨を納める石塔（墓）が普及し，遺骨への執着が強化されてくる。さらに位牌霊を祀ることが一般化されるようになった。遺骨への執着は，第 2 次世界大戦の戦没者の遺骨探しや骨を火葬にする際ある程度人体の一部が判明できるように完全には焼かないで拾骨することなどによっても知ることができよう。火葬に続く納骨の儀式により，現世との離別と祖先らが住む「あの世」への参入が図られるが，その「あの世」も変化してくる。

「あの世」は，それまでの「西方浄土」や「山上他界」ではなく，「天国」という言葉で置き換えられることが多くなった。「天国」は死んだ者が行くところと考えている場所であるが，何処とは明確な認識はない漠然とした空間である[14)]。また，この「天国」には，祖先や死亡した親類，知人が住んでいる場所でもある。この「天国」への参入により，祖先や故人の一員となったことを確認し，また故人となった祖先や知人との交流を行うことが好ましいとされるようになっている。

さらに，近年，葬儀の形態にも変化がみられている。まず，高度経済成長期に見られた社葬は，長寿化とともに減少しつつある。また，祖先との交流という面でも変化がみられる。家制度の廃止，少子高齢化により，先祖代々の墓を維持する伝統は次第に変化し，墓を守るのは長男だけで，他の者はあまり関与しなくなった。また，祀る対象は先祖というより自分たちが生を共にした親族（配偶者や逆縁の場合の子女が主体で，父母や祖父母がときに加わる）に限られるようになった。身内だけで葬儀をおこなういわゆる「家族葬」が一つの葬儀のスタイルとして認知されるようになった。また，葬儀も故人の人柄を表す形への変化もみられるようになった。すなわち，葬儀の核家族化であり，個人化，小型化であるといえる。墓も仏壇もない遺骨を自宅に安置する「手元供養」も見られるようになった。また，最近では，葬送や遺骨の保存や死者への対応に多様化が見られるようになった。墓の形態も，従来の「家墓」（「○○家代々の墓」）に加えて，「夫婦墓」，「両家墓」，「個人墓」，「合葬墓」（「永代供養墓」），「共同墓」などが見られるようになった。最近では遺骨を納めない（納めてもよい）墓である「電脳墓地」も出現している。「パソコン墓石」装置に専用カードを差込，遺影や戒名を呼び出し墓参するシステムである[15)]。ネット上に思い出の映像，文章を保存し，必要なときに見ることができる。これならば限られた場所，利便性の良い場所で墓参が可能である。また，山や海，島など様々な場所へ散骨する自然葬も行われるようになった。遺骨を墓地以外では埋葬してはいけないとする法律があるが，遺骨を粉状にし自然に一体化する方法ならば許されるようになったのである。一部の仏教信者を除いて，死者は，「山上他界」や「西方浄土」ではない，明らかではないが，それほど遠くない「天国」「あの世」におり，身近な存在として生者を優しく見守ってくれる存在となってきた。このような葬制や死者への対応の多様化は，当然ながら死生観の多様化から生じたものであろうと推察される。そこには近代，現代における日本人の信仰の多元性・多重性あるいは無宗教性が関連していると思われる。

注

1）代表的な埋葬例は，フランス，ドルドーニュ地方のラ・シャペル・オー・サン（約6万年前），ラ・フェラシー（約7万年前），イラクのシャニダール（5万年前）などである。

2）このカフゼー人はかつて旧人とされていたのであるが，近年の研究で新人であることが判明した。

3）まず，乾燥葬と湿葬に分けることがある（久野，1969）。

4）キュスタースは，壁龕葬（壁にあけた穴に埋める），樹上葬，火葬，台上葬，生きながら埋める，二重葬，ミイラ化，部分葬，川葬，秘密葬，骸骨化，屈葬，甕棺葬，石葬，食屍葬，死体放棄，小屋葬の17種を挙げている。このほか，舟葬，墳丘などがある（大林，1965）。

5）弥生時代の開始時期については，現在論争中で，紀元前1000年あるいはそれ以上になる可能性がある。

6）天若日子の儀式など。「天上に喪屋を建て，河雁は食べものをもつ役とし，鷺は箒をもつ役，翠鳥は料理人，雀は臼をつく役，雉は泣き女役にして，八日八夜の間，泣き，食べ，歌舞に明け暮れたと」（新谷，2003）

7）日本最古の火葬は700年に僧道昭（692～700）のものとされる。しかし，これ以前にも火葬が行われていた。

8）万葉集巻第九「あしひきの荒山中に送り置きて　帰らふ見れば情苦しも」
万葉集巻第七「秋津野を人の懸くれば朝蒔きし　君が思ほえて嘆きはとまず」
同　「玉梓の妹は珠かもあしひきの　清き山辺に蒔けば散りぬる」

9）フロベニウスは，火葬（死体破壊の習俗）と遺骨崇拝（死体保存の習俗）があり，前者は北方文化であり，後者は南方文化であるとしている（山折，2002）

10）明治33年（1900）の統計では，日本の火葬率は29.2%，東京府では59.78%であった。また，京都は明治36年（1906）の統計で80.0%と著しく高い。ちなみに，1900年の大英帝国の火葬率は0.07%である（鯖田，1990）。

11）例えば山梨市牧丘町赤芝，山梨県巨摩郡南部町成島など（岩田，2006）。ただし，現在の埋葬形態は火葬である（しかし，山梨県では土葬も多少行われており，その率は約4.4%で，全国の中では高知県の4.9%に次いで高い。ちなみに日本平均は0.6%である〔2002年現在〕）。

12）それまでの火葬は時間がかかったため，日没後の火葬，翌朝の拾骨と決められていた。重油使用後は，昼間の火葬が解禁され即日拾骨するようになった。

13）ヨーロッパでは，火葬された骨は粉になるまで焼かれ，粉になった骨は，墓所の一箇所に撒かれるという。

14）「草葉の陰」という場合がある。儒教の影響ともいわれるが，死者が身近にいると感じたゆえの表現といえるだろう。また，「星になる」という表現もある。天体としての星は遠い存在であるが，この場合「見える」存在であることから，遺族にとって身近な存在となっていると考えられる。

15）読売，2008年10月21日。

第 6 章
脳死と臓器移植

はじめに

2009 年 7 月臓器移植法案改正案が成立した。それまでの「臓器移植法」では，臓器移植の場合だけ「脳死を死」とし，それ以外は「脳死は死ではない」とするものであったが，この改正案により，「脳死は死である」と認定し，また，臓器移植においてもそれまで 15 歳以上にて適用したものをその年齢制限をなくすというものとなった。これは 1997 年 6 月に「臓器移植法」が成立，同年 10 月から施行されたものの，日本における臓器移植があまり進展を見ないこと，海外での臓器移植に批判が出てきたこと，さらに，海外での臓器移植とくに幼児の心臓移植に関して受け入れ拒否や多額の医療費が請求されるようになったこと等に対処しようとするものである。海外での臓器移植の批判の主なものは，開発途上国において臓器売買を伴う臓器移植が行われていることや自国において許可されていない移植を海外で行うことへの疑問やそれについてほとんど対策を採ってきていないことに対する批判である。また，海外での臓器移植にはこれまでも 1 億円以上の費用がかかり，募金などによってようやく臓器移植ができている状況であったが，最近では 3 億を超える請求がなされている。また，日本での臓器移植は「臓器移植法」成立の 1997 年から 12 年間の脳死による臓器移植はわずかに 83 例に過ぎない（09 年 12 月現在）。年間 3000 例の臓器移植が行われる米国とは大きな違いである。改正案が成立したが，その施行までにはまだ時間がかかるようである。また，この改正案が施行されても，臓器移植が増加するかということに対しても疑問が投げかけられている（改正案の提出者の見込みは，現在の 10 倍にあたる年間 70 例であるが，その保障はない)。

なぜ，日本においては，脳死による臓器移植が少ないのか，また，脳死による臓器移植の増加が疑問視されているのであろうか。それを論議する前に，現在までの脳死と臓器移植についての論議の変遷について述べるとしよう。

第 1 節　脳死と臓器移植についての問題の変遷

(1)　脳死とは

脳死とはどのような状態を言うのであろうか。長い間，人類が暗黙のうちに認め合ってきた「死の定義」はいわゆる「心臓死」である。この心臓死は，① 心臓の拍動停止，② 呼吸停止，③ 瞳孔拡大，を死の徴候としての判定基準としてきた。瞳孔拡大は，瞳孔反射が行われないことで，脳の死とみなすのである。この生命維持に重要な臓器，心臓，肺，脳が機能停止することで個体死とみなしてきたのである。しかし，人工呼吸器の出現により，肺機能が停止しても他の臓器が機能している状態がでてきた。さらに重症患者において心拍は停止していないで，脳の機能が停止している状態がでてきた。従来の死の概念とは異なる死が認識されてきた。脳死をもって個体の死とする考えである。

脳死には，「全脳機能（脳幹＋大脳の機能）の停止」と「脳幹機能の停止」および「大脳機能の停止」とがあり，日本を始め多くの国が「全脳機能の停止」を選択している。「脳幹機能停止」で脳死とするのはイギリスで，「大脳機能停止」は公式には採用されていないが，アメリカなどでは賛成する意見がでているという。しかし，この「大脳機能停止」は植物状態を含むことになるので脳死ではないとする考えが一般的である。ここでは「全脳機能停止」を脳死として話を進めるとしよう。

この脳死が注目されるようになったのは，ドナー（提供者）およびレピシエント（受容者）の経済的理由との関連および臓器移植との関連からである。ドナーの経済的理由とは回復不能な脳の損傷を受けた患者を長期間器械で生かし続けることは家族の経済的・身体的負担が重過ぎる場合が生じることが考えられることから脳死を個体死とし，その負担を軽減しようとするものである。しかし，ドナー方の経済状態にもよるが数年以上の存続を除いてある程度認容できる費用であると考えられる。移植された（レシピエント）側の費用は手術費用ばかりでなく，術後の免疫抑制剤などかなり多額になることが指摘されている。しかし，手術費用が高額でも臓器移植を望む人は多い。

「脳死を人の死」とする一番の理由は臓器移植であると考えられる。臓器移植には，自己移植，同種移植，異種移植，人工移植があるが，このうち脳死との関連で問題となるのは同種移植である。自己（自家）移植は自己の組織を自己の他の場所に移しかえることで，倫理的にまた，医学的（免疫的）に問題はない。人工移植も，人工の血管，皮膚や心臓弁などを用いるので問題はない。異種移植も倫理的に問題はないが，免疫的に問題がある。同種移植は，他人の組織を用いる移植で，ドナーとレシピエントとの関係が問題となってくる。特に心臓移植の場合，ドナーはかならず死亡することになることから脳死と深い関係がある。また，肝臓，肺ともに心臓は新鮮な状態での移植が必要とされる臓器であるので，脳死下でないと移植が不可能である。ただし，脳死下の移植には，「脳死が死である」ことが法的に認定されねばならない。法的に認定されるには，その前提として社会的な認定がなされねばならない。すなわち，脳死による臓器移植が行われるには，「脳死」という「伝統死」とは異なる「死」が，社会的にも法的にも認定されねばならないのである。

⑵　脳死と臓器移植についての変遷

日本における脳死問題の変遷・経緯を少し詳しく見てみよう。

1968年8月札幌医科大学の和田寿郎教授によって日本初の心臓移植手術が行われた。これは南アフリカのバーナード教授の世界最初の心臓移植手術の9カ月後であった（世界で30例目）。移植を受けた患者（18歳の高校生宮崎信夫氏）は，3カ月（83日）後死亡した。ドナーは大学生山口義政氏で小樽市の海岸で溺れ，市内の病院に移送された後，札幌病院に転送され治療中に死亡とされた。この際の死亡判定は和田チームの医師が行った。この時の死亡判定（脳死判定）の不透明性が問題となった。このことから脳死の判定基準に関しての議論が始まる。

1973 年に日本脳波学会が初めての脳死判定基準を示し，ついで厚生省の「脳死に関する研究班（班長竹内一夫杏林大学教授）」が組織され，1985 年いわゆる「竹内基準」が発表された。また，1988 年日本医師会生命倫理懇談会より，「脳死及び臓器移植についての最終報告」が発表され，脳死を人の死と認める医学界からの提言が示された。

1990 年には「脳死臨調」が発足，1991 年の中間報告を経て，1992 年最終報告が提出され，これを元に「臓器の移植に関する法律」が国会に提出され，1997 年 6 月にこの法案が成立した。この法案における臓器移植による脳死の判定基準は，① 深昏睡，② 瞳孔固定，③ 脳幹反射の消失，④ 平坦脳波，⑤ 自発呼吸の消失，の 5 つである。

深昏睡とは痛みなどに全く反応しない深い昏睡状態で，針を刺すなどの行為で，顔をしかめる，指先が動くことなどの反応がないと深昏睡と判定する。瞳孔固定は，瞳孔が固定し瞳孔径が 4 mm 以上となっている状態で光などの刺激に反応しないことで判定する。脳幹反射は，対光反射，角膜反射，毛様脊髄反射，眼球頭反射，前庭反射，咽頭反射，咳反射の 7 項目全ての反射が消失している状態である。平坦脳波は，文字どおり脳波が平坦になった状態である。一定の刺激で 30 分以上の平坦が必要である。自発呼吸消失については無呼吸テストを行う。人工呼吸器をはずして呼吸ができないかを確認することである。10 分間 100％酸素で人工呼吸を行った後，10 分間 95％酸素で人工呼吸を行い，その後人工呼吸器を 10 分間止めて自発呼吸の有無を調べる。① から ④ までは，順番は順不同でよいが，⑤ は必ず最後に行わねばならない。

この ①～⑤ が確認された後，6 時間後にもう一度 ①～⑤ を行い再度脳死の判定基準を確認する。この 2 度の検査を経て，脳死と判断される。

この「脳死の判定基準」に対して，「脳死臨調」の委員であった，梅原猛氏が脳死には反対ではあるが臓器移植にはある程度の理解を示した意見を述べたほか，脳死問題に問題提起していた評論家の立花隆氏などは，脳死判定が客観的でないとして脳死臨調の結論に対し疑問を提示している。しかし，同じく脳死移植に反対の立場を説くノンフィクションライターの中島みち氏は，脳死による臓器移植は認めたくはないものの臓器移植が必要とされており，また，それを積極的に受け入れる人々がいる以上，臓器移植のための脳死の判定基準やドナーの人権を最大に守れることを条件に，受け入れることを容認している。一方，生命学の立場から，森岡正博氏等は，脳死を人の死とすることに反対の立場を取っている。しかし，近年，森岡氏は「日本の「脳死」法は世界の最先端」と日本の「臓器移植法」に対して一定の評価を与えている。同じく生命学の小松美彦氏は，日本人における死は伝統的死であり，脳死を死とする考えは受容し難いとして，脳死を人の死とすることに反対の立場をとっており，その見地から脳死患者からの臓器移植についても反対している。

このように脳死を人の死と認めるかいなかについては，様々な意見があるが，次の3つの意見に大別される。1)「脳死を人の死とはみとめない」という意見，2)「脳死を人の死と認める」という意見，3)，「一般的には脳死を人の死とは認めないが，本人が臓器移植を承諾あるいは希望する場合は脳死を人の死と認める」という意見である。

これらの意見については，次の項で詳しく討議するとしよう。

第2節　臓器移植と脳死問題

前節では，臓器移植と脳死に関しての議論の変遷をみてきたが，ここでは，現時点での脳死と臓器移植の問題を論議するとしよう。

(1)「脳死を人の死とは認めない」という意見

この意見は，次のような見地から成り立っている。まず，現在の脳死判定の基準が客観的かという点で充分なものといえない。判定医の主観で判断される可能性があるということなどで反対の立場をとる。また，実際に脳死と判断されたものが心臓死に至る時間に差が見られていることが判明している。一般には脳死後 10 日以内には心臓停止になると考えられているが，脳死と判定された人がかなり長期間心臓が止まらないですぐには伝統的死に至らないことがあることが報告されている。最長 14 年 5 カ月まで生存した例がある。また，脳死後 35 日目の女性から女児が生まれたことも報告されている。このような事例により，脳死になれば生き返ることはなく短時間の内に死に至るということから脳死患者からの臓器移植が許されるという前提が崩れてしまっている。このようなことが頻繁に起こることは，脳死の判定基準に問題があるのではという疑問が生じてくる。実際，脳死問題に詳しい立花隆氏は，脳死臨調やそれに基づく「臓器移植に関する法案」で採用された脳死基準は客観性に問題があり，判定者の主観に拠る余地がみられることを指摘している。

脳死判定法の 1 つに，自発呼吸の消失をみるために，人工呼吸器を 10 分間停止することがある。この行為は患者に負担をかけるものであるためこれを判定基準として用いることに反対する意見がある。

また，脳死判定後に人工呼吸器を取り外した後数分（2 ～10 分）後に「ラザロ徴候」というものが現れることがあることが報告されている。ラザロとは新約聖書でイエスによって死から蘇らされた人物の名前である。これは自然と手足が動く症状である。この徴候は脳死に近い状態や脳死判定中にも観察されたという。また，脳死後数時間後にもみられたという報告がある。その多くは「脊髄反射」によると考えられるが，一部は「脊髄反射」では説明つかない動きもみられている。また，「除脳姿勢」という，大脳が働かなくなったが脳幹部は働いているときにとる姿勢が，脳死判定後 30 時間後に見られたという。これらの症状は「脳死」＝「人間の死」とする考えの再検討の必要性を示唆していると考えられる。「脳死は人の死とはみとめないとする」考えは，以上の理由による。

⑵　「脳死を人の死と認める」という意見

まず，脳死判定された患者が生き返ることはないことがこの「脳死を死と認める」根拠となっている。また，脳死からの臓器移植は，その成功率が他の方法と比べ高く，また，長期間の生存が期待できること，多くの患者が臓器移植を待ち望んでいること等が，この「脳死を死と認める」ことに賛成する追加理由となっている。また，人工呼吸器をつけないと，すぐに「伝統死」にいたることから患者の尊厳を傷つけていると指摘する意見もある。医学がさらに発達し，人工心臓などの進展が見られれば，人工呼吸器（肺）と人工心臓を装着すれば，脳死であっても長期間体を暖かいまま存続させることができ，医学的には死亡とみなされるべき患者をいたずらに（無理やり？）存続させることが，医学的に，あるいは社会的な負担となる，（従って，脳死を死とすることが必要あるいはより良い判断である）との指摘もある。

⑶「一般的には脳死を人の死とは認めないが，本人が臓器移植を承諾あるいは希望する場合は脳死を人の死と認める」という意見

これは，1）と2）の折衷案ともいえる案である。この意見は，臓器移植を求める患者が多数いるがドナー不足の状況であることを考慮し，また，臓器移植を希望するあるいは承諾する人の意思を尊重しようというものである。1997年の「法案」は3）の立場である。しかし，実際には脳死判定を受け臓器移植が可能な人はかなり限定されている。それは，日本の場合は臓器移植の際に，ドナーは「ドナーカード」（「臓器移植意思表示カード」）を保持してなければならないという条件があるからである。まず，脳死後臓器提供の意思を表示するために，ドナーカードを持ち，そのカードには，自分が臓器移植を許可する臓器を明記（該当する臓器に丸をつける）しなければならない。このドナーカードには，臓器移植の受諾だけでなく，拒否の項目があることに特徴がある（図6－1）。また，ドナーカードでの意思表示のほか，「家族の承認・同意」が必要である。家族の拒絶がないときのみ移植を行うことができる。日本以外の国では，本人の意思が明確であれば，家族の同意を得なくても移植ができたり，本人の臓器移植に対する意思が不明確である場合，家族の承諾により移植できる国もある（米国など)。また，拒絶

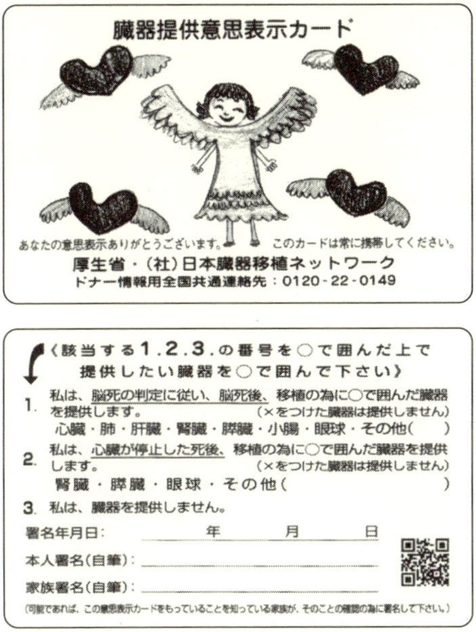

図6－1　臓器移植意思表示カード

の意思を表示したドナーカードを持っていないと臓器移植に同意したとみなす国もある（欧諸国）。臓器移植が行われている国の中では，日本はかなり厳しい基準を設けているといえるであろう。法案の成立にともなって臓器の斡旋を行う機関として社会法人「日本臓器移植ネットワーク」が発足した。1999年2月に，この法律に基づく脳死移植が，高知県の病院で行われた。それから16年以上経つが，臓器移植された数は83例にすぎない（2009年12月現在）。

また，1997年の法案では，対象を16歳以上とし，15歳未満については対象外とした。

法案成立後3年を経過した2000年10月から見直しが画され，「臓器提供に関する患者の意思が不明でも，家族が同意すれば脳死判定や臓器提供が可能となる」「移植年齢の下限を15歳から12歳に緩和する」という案が提示されたが，2005年8月廃案となった。2006年3月に再度提出された。その際に「脳死を死と認める」案から「脳死を死と認めない」案，両者の折衷案など4つの案が提出されたが，2009年7月に「脳死を死と認める」改正案が採択された。この改正案の成立により「脳死は死である」ことが「法的に」認定された。これにより「脳死者」からの臓器移植が，年齢に関係なく行われること（家族の同意があれば0歳から可能）となり「幼児や年少者」の臓器移植が日本国内でできるようになった。また，家族の同意が得られれば「脳死者」が臓器提供に拒否の態度を示していない場合，脳死者からの臓器移植が増加する可能性が生じた。しかし，この「脳死は死である」とする法案は，社会的な合意とは多少異なることが指摘されている。前提となる社会的合意が得られないまま法的な決定がなされるという一種の逆転が起こったといってよいであろう。この法案の成立は，国会の会期末が迫る中，衆院解散による廃案の恐れから，慌しい審議の中で成立した。衆院では長い審議が行われ，その過程で修正案など4案が提出されたが，6月18日に改正案（A案）が成立したが，参院では，衆院解散が麻生首相により示されたため，早期採択となった。衆院可決から1カ月弱での可決，十分に審議を尽くしたかの疑問が残った。

改正案成立前に行われた調査（6月毎日新聞）では，「脳死を一般的な人の死とすることにつてどう思いますか」との質問に対して，「脳死を人の死と認めるべき」と考える人は28%に過ぎなく，「臓器提供を示している人に限るべき」とする人が52%と過半数を占めている。また，「人の死として認めるべきでない」とする人は9%である（無回答10%）。

この改正案が成立したが，その施行は2010年9月となっている。従って，その施行までの期間に，細部の取り決めにあたって社会的合意とのギャップをどう埋めるかが問題となるであろう。例えば15歳以下でも臓器移植が行なえるようになったが，小児の脳移植に関しては慎重な態度を望む声が強い。小児の脳死判断が難しいことに加え，小児虐待の隠れ蓑となる可能性が指摘されている。改正案では「虐待児からの臓器が提供されないようにする」ことが示されているが，実際上どの様な方策がとられるかが問題となる。また，臓器売買に対する禁止規定がおり込まれていないことや，親族への優先規定（意思表示カードに記入できる）も移植機会の公平性の理念を損なうとの意見がある。

第3節　なぜ，日本では臓器移植が少ないのか？

多くの問題点を抱えながら改正案が採択された。この改正案によって臓器移植は増加することができるであろうか。改正案提出者側は前述したように約10倍の増加を見込んでいるようであるが，ある程度の増加は見込めるが急激な増加はないとする見方が多い。これは，初めての脳死移植が行われてから11年が経過したが，臓器移植数は82例に過ぎなく，欧米はもとより，アジアでも，韓国，インドネシアなどに比してもはるかに少ないことからの類推である。なぜ，日本では臓器移植が少ない（少なかった？）のだろうか。ここでは，この問題について論議するとしよう。

なぜ，少ないかについての理由についてはさまざまな意見がある。主なものをあげると次のようになる。

⑴ 日本人の死生観，⑵ 臓器移植基準の厳格性，⑶ システムの未整備である。

⑴ 日本人の死生観

日本人の死生観が欧米の死生観と異なることは多くの指摘がある。西洋人の考えはデカルト的な考えであるとし，精神の座である脳の死は人の死と考えるという。これに対し，日本人は，精神は心（心臓）にあると考えることから，心臓が動いている脳死患者を「死んだ人」と認めるのは抵抗があるという。また，遺体や遺骨に対する考えも異なる。西洋では，人が死ぬと霊は肉体を離れ，精神の世界に昇天すると考える。遺体や遺骨は単なる霊の抜け殻である物体と考え，それに対して畏敬の念を持ったり，あがめたりすることはないのである。また，アメリカではプラグマティズム的思考がある。脳死という不可塑な状況にある患者を存続させるより，他のより生命の存続の可能性がある患者に，移植することのほうを選ぶ立場である。日本人は死の確認が段階的に肉親や家族に，かつ，できるだけ多くの近親者に認められるべきであるとする考えがあるため，急を要する臓器移植になじめないことや，死者には意思や権利・義務などをもつとする考えがあり，そのため死者を傷つけることをひどく嫌ってきたという。臓器移植が容易に広まらないのは，このような死者を傷つけてはならないという考えが大きいといえよう。また，日本人には死後のあり方について仏教的な葬送のなかに儒教的な考えが含まれており，死んだ後の骨や位牌に霊が宿ると考える人もいる。遺体はある程度完全でなくてはならないとする考えである。また，日本人の死生観は多元的であり，臓器移植に関しても国民的合意が得られにくいとの指摘もある。日本人の死生観の変遷や現代における様々な考えは第5章で詳しく述べてあるので参照してほしい。

⑵　脳死による臓器移植の厳格性

臓器移植基準についても，十分ではないと異議をとなえるものがいるが，一方，各国で示されている基準からみるとかなり厳しい基準を設定しているといわれる。現行法（改正案は来年9月に施行であるので，現行法は97年のものである）の臓器移植法では，①本人の意思，②家族（配偶者，父母，兄弟，子，祖父母，孫，同居の家族）の承諾，③脳死判定，④年齢制限を満たさなければ移植ができないことになっている。

臓器移植法改正案が提出・論議され，結局「脳死を人の死」とし年齢制限を撤廃した法案が可決されたが，施行までの1年間にどのような細則が決められるかは今後の展開である。本人の意思にはドナー（臓器移植意思表示）カードの記入が必要であるが，ドナーカードの普及が十分でないこと，そのため海外での臓器移植を行うことが増加し，また，国内では禁止されている臓器売買によって移植を行う事例が増加していること，などがこの改正案にいたった理由である。また，年齢制限の緩和は，小児患者への移植は現臓器移植法では殆ど不可能であること，それにより小児移植が可能である外国（アメリカなど）での移植を行うこともしばしばみられることなどによる。多額の費用がかかるため募金を行うことが多いが，金持ちか募金ができる患者に限られるのは不公平観があるのも事実である。また，日本では禁止している移植を海外で行ってよいのかという疑問がのこる。実際，いくつかの国では外国人の移植を制限あるいは禁止する動きがあるという。WHO（世界保健機構）も他国での臓器移植（特に臓器売買）に対して批判的な立場である。今回の改正案によって国内での臓器移植が増加すれば，海外での臓器移植はなくなるであろうか。ドナーの急激な増加には否定的な意見が多いこと，臓器移植を待機している患者が多いことから，海外での移植がなくなることは当分の間はないであろう。

改正案によって移植基準の緩和が図られようとしているが，この改正案に対してはまだ反対意見も多いことを指摘しておこう。すなわち，現在ではまだ国民的合意が得られていない状況であるといえる。従って，今後も脳死による臓器移植に関して開かれた論議が行われるべきであろう。

(3)　システムの未整備

システムの未整備も指摘されている。臓器移植のシステムについては，臓器移植が多いアメリカとの比較がなされている。臓器移植システムには，①臓器移植のキャンペーン，②医療機関間のネットワークと臓器の提供・受容のシステム，③脳死判定などの医療機関の設備の充実，があげられる。

アメリカでは，これらの全てにおいて，日本とは違いがみられている。まず，臓器移植のキャンペーンの普及の寡多であるが，それを示すものに「ドナーカード」の普及率があげられる。アメリカでもドナーカードの普及率はそれほど高いとはいえない。しかし，そのキャンペーンについては，かなり進んでいる。また，本人の意思がなくても家族の判断で移植できることが移植数の多さに反映していると考えられる。日本でも今回の改正案では家族の判断で移植できることが可能になったので，本人の意思の有無については問題も残るが移植数の増加は期待できるようになったといえよう。

日本においては，ドナーカードは臓器を提供したくない人の意思も考慮して「臓器提供意思表示カード」という名称となっている。日本における「意思表示カード」の所持率は10.5%（平成16年8月調査）で，常時携帯率は

4.4%となっている。所持率は，欧米と変わらないが，日本においては「意思表示カード」の所持が必須となっていたため，事実上は欧米より低い率となっている。これも改正案では所持がなくても家族の承諾で臓器提供できるようになった。ただし，家族の承諾は，本人が「意思表示カード」を持っている場合は得られやすいので，ドナーカードのキャンペーンは必要であろう。臓器移植法の成立により，市町村役場，郵便局，コンビニなどにおいても「意思表示カード」は入手することができるようになったが，あまり巻間では知られていないのが現状である。

医療機関のネットワークに関しては，アメリカでは，1987年にUnited Network for Organ Sharing（UNOS）（臓器移植のための全米ネットワーク）が設立され，移植希望者の登録とデータの管理，全体に共通する規約などの制定などを行っている。ただし，実際の臓器の摘出や移送は，Organ Procurement Organization（OPO）が行っている。

日本においては平成9（1997）年に従来の腎移植のネットワークを母体として日本臓器ネットワークが設立され，全国を7ブロックに分けそれぞれのブロックセンターでレシピエントの登録とドナーから提供された臓器の適合性や公正な配分などの管理を行っている。

また，実際の臓器移植を行う場合にレピシエントとドナーの間の情報や確認（ドナーカードの有無や提供の確認）を中立的な立場で取りまとめる役割を行うコーディネーターが必要とされ，ネットワークのブロックセンターや腎バンク，移植病院等に配属され活動している。しかし，これらのコーディネーターの維持には現実問題として多くの費用がかかることから，臓器移植件数がかなり少ない状況では，病院側やネットワーク側の持ち出しとなっており，現状が続くと将来的な維持が困難となりつつある。また，コーディネーターは中立的でなければならないが，現状ではレシピエント側になっていることが見られるとの批判がある。今後，臓器移植の増加が予想されるため，このコーディネーターの健全かつ充実した体制整備も必要不可欠であろう。

医療機関の整備も早急な課題である。現在，大学病院などの人材豊富な機関を除いて，救急医療設備がある機関の多くでは，脳死による臓器移植のための充分な体制や人材を確保することが難しくなっているという。それは近年の医療費抑制策により，ドナー家族との対応をとり家族の悲しみを和らげる（家族をケアする）支援体制やコーディネーターとの連絡網，脳死判定のスタッフなどに充分な手当てができない状況にあり，改善の道も遠いという。そのため脳死判定には救急医が担当することとなり，臓器移植となると救急医の身体的負担は多大なものになっているのが現状である。また金銭的負担も重なることから脳死状態の患者に対して脳死判定を行なうのはその一部とならざるをえない機関も多いという。また脳死の手続きの煩雑さもこの傾向を助長させているという。臓器移植に関しては救急体制とは密接な関係にある（ただし，レシピエント側とは独立した）別個の体制づくりが必要と思われる。

臓器移植に対する社会的合意・承認を得るための開かれた議論，臓器移植のドナーカードおよび臓器移植への理解の普及活動，家族ケアの体制整備，コーディネーターの充実，臓器移植のための脳死判定などの体制など，臓器移植に必要な社会的基盤を充実することが求められているといえるであろう。

以上，脳死と臓器移植についてその問題の変遷と日本における脳死による臓器移植がそれほど進展をみない理由について論議してきた。臓器移植はドナーあってはじめて可能であるため，その基となるドナーの増加については，脳死による臓器移植への国民的合意ができていない現状では，改正案が採択されたとはいえそれほど楽観できない状況である。この状況を打ち破るためには，上記の問題点を解決する試みが早急に進行されることを望みたい。また同時に，本章では殆ど言及しなかったが，和田移植から始める移植医療とくに脳死による臓器移植医療に対しては，移植の様々な面で疑念・不信が現在でも厳然と存在する。これらの疑念・不信を払拭する新たなシステムの構築が必要であることを指摘しておこう。そのシステムを構築・整備することにより，脳死による臓器移植のドナーの増加への様々な試みが容易となり臓器移植が促進することが可能となると考える。

参考文献

第 1 章

1．アリストテレス（出・岩崎共訳）『自然学』「アリストテレス全集」第 3 巻所収，岩波書店，1968 年。
2．同（山本光雄訳）『政治学』同上第 15 巻所収，1969 年。
3．ヒポクラテス（小川政恭訳）『古い医術について』岩波文庫所収，1963 年。
4．ディオゲネス・ラエルティオス（加来彰俊訳）『ギリシア哲学者列伝』中・下，岩波文庫所収，1989，1994 年。
5．J. ベンサム（山下重一訳）『道徳及び立法の原理序論』「世界の名著」38 所収，中央公論社，1967 年。
6．プラトン（森・池田・加来共訳）『法律』上，岩波文庫所収，1993 年。

第 2 章

1．小林亜津子『看護のための生命倫理』ナカニシヤ出版，2004 年。
2．アーノルド・トインビー（桑原武夫他訳）『図説　歴史の研究』学習研究社，1975 年。
3．村上陽一郎『新しい科学論／「事実」は理論をたおせるか』（ブルーバックス），講談社，1979 年。
4．伊藤俊太郎・広重徹・村上陽一郎『思想史のなかの科学』（改訂新版），平凡社，2002 年。
5．坂本百大・野本和行『科学哲学―現代哲学の転回』北樹出版，2002 年。
6．笠松幸一・和田和行他『21 世紀の倫理』八千代出版，2004 年。
7．今井道夫『生命倫理学入門』産業図書，1999 年。
8．森岡正博『生命学に何ができるか／脳死・フェミニズム・優性思想』勁草書房，2001 年。
9．アンドレ・コント＝スポンヴィル（小須田健／C・カンタン訳）『資本主義に徳はあるか』紀伊国屋書店，2006 年。
10．中川恵一・養老孟司『自分を生ききる―日本のがん医療と死生観』小学館，2005 年。
11．坂本百大監修『3 日でわかる哲学』ダイヤモンド社，2002 年。
12．清水信義『ヒトゲノム・ワールド：生命の神秘からゲノム・ビジネスまで』PHP 研究所，2001 年。
13．毎日新聞 2009 年 7 月 14 日付朝刊。

第 3 章

1．小林亜津子『看護のための生命倫理』ナカニシヤ出版，2004 年。
2．C. ウィットベック（札野順・飯野弘之訳）『技術者倫理 1』みすず書房，2000 年。
3．松木真一編著『現代科学と倫理』関西学院大学出版会，2006 年。
4．伊勢田哲司・樫則章編『生命倫理学と功利主義』ナカニシヤ出版，2006 年。
5．http://www.mext.go.jp/a_menu/shinkou/shisaku/kuroun.htm#01
6．2008 Daiwa Institute of Research「注目される iPS 細胞技術とは」。
7．読売新聞 2008 年 8 月 15 日付朝刊。
8．http://aid.hc.keio.ac.jp/message.html

9．http://aid.hc.keio.ac.jp/message.html#too
10．http://group.dai-ichi-life.co.jp/dlri/ldi/watching/wt0711a.pdf

第4章

1．マイケル・S・ガザニガ『脳のなかの倫理—脳倫理学序説』紀伊国屋書店，2006年。
2．ブレント・ガーラント『脳科学と倫理と法—神経倫理学入門』みすず書房，2007年。
3．ベンジャミン・リベット『マインド・タイム—脳と意識の時間』岩波書店，2005年。
4．21世紀科学と人間シンポジウム論文誌第一巻（2008年），第二巻（2009年）。

第5章

1．浅香勝輔・八木澤壮一『火葬場』大明堂，1983年。
2．阿満利麿『日本人はなぜ無宗教なのか』筑摩書房，1996年。
3．板橋春夫『誕生と死の民俗学』吉川弘文館，2007年。
4．井上章一『霊柩車の誕生』朝日新聞社，1984年。
5．井上章一「霊柩車の誕生」『現代思想』1984年9月号特集「葬式のカタログ」1984年。
6．井上章一「霊柩車の誕生」『歴史読本，第40巻第8号，特別増刊　日本人の「死と宗教」を考える』新人物往来社，1995年。
7．井上治代『墓と家族の変容』岩波書店，2003年。
8．井上治代・大濱徹也他『葬送のかたち　死者供養のあり方と先祖を考える』佼成出版社，2007年。
9．井之口章次『日本の葬式』筑摩書房，1977年。
10．岩田重則『「お墓」の誕生』岩波書店，2006年。
11．梅原　猛『日本人の「あの世」観』中央公論社，1993年。
12．大林太良『葬制の起源』角川書店，1977年。
13．勝田　至『死者たちの中世』吉川弘文館，2003年。
14．柿田睦夫『現代葬儀考』新日本出版社，2006年。
15．久野　昭『葬送の倫理』紀伊国屋書店，1969年。
16．久野　昭『日本人の他界観』吉川弘文館，1997年。
17．窪田順生『死体の経済学』小学館，2009年。
18．玄侑宋久『死んだらどうなるの？』筑摩書房，2005年。
19．香原志勢『石になった死』弘文堂，1989年。
20．国分直一「わが先史古代の複葬とその伝統」『日本民俗学』第58号，1968年。
21．小杉哲兵『ザ・葬式』朝日新聞社，1992年。
22．小谷みどり『変わるお葬式，消えるお墓【新版】』岩波書店，2006年。
23．斉藤美奈子『冠婚葬祭のひみつ』岩波書店，2006年。
24．崎原恒新『琉球の死後の世界』むぎ社，2005年。
25．桜井徳太郎『霊魂観の系譜』講談社，1989年。
26．鯖田豊之『火葬の文化』新潮社，1990年。
27．島崎　昭『五訂版 火葬概論』 日本環境斎苑協会，2007年。
28．新谷尚紀『両墓制と他界観』吉川弘文館，1991年。
29．新谷尚紀『死・墓・霊の信仰民俗史』歴史民俗博物館振興会，1998年。
30．新谷尚紀編『死後の環境』講座人間と環境9　昭和堂，1999年。
31．新谷尚紀『「お葬式」の日本史』青春出版社，2003年。
32．新谷尚紀『お葬式　死と慰霊の日本史』吉川弘文館，2009年。

33. 新谷尚紀・関沢まゆみ（編）『民俗小事典　死と葬送』吉川弘文館，2005 年。
34. 水藤　真『中世の葬送・墓制』吉川弘文館，1991 年。
35. 杉村和美『建てるお墓　継ぐお墓』小学館，2005 年。
36. 須藤　功『葬式　あの世への民俗』青弓社，1996 年。
37. 葬送文化研究会編『葬送文化論』古今書院，1993 年。
38. 曹洞宗総合研究センター（奈良康明）編『葬祭』曹洞宗総合研究センター，2003 年。
39. 高橋繁行『葬祭の日本史』講談社，2004 年。
40. 竹田　旦『祖霊祭祀と死霊結婚』人文書院，1990 年。
41. 松濤弘道『世界の葬式』新潮社，1991 年。
42. 宮家　準『宗教民俗学への招待』丸善，1992 年。
43. 宮田　登『冠婚葬祭』岩波書店，1999 年。
44. 芳賀　登『葬儀の歴史＜増補版＞』雄山閣，1991 年。
45. 碑文谷創『死に方を忘れた日本人』大東出版社，2003 年。
46. 碑文谷創『新・お葬式の作法』平凡社，2006 年。
47. ひろちさや『お葬式をどうするか』PHP 研究所，2000 年。
48. 藤井正雄「現代の墓地問題とその背景」『歴史読本，第 40 巻第 8 号，特別増刊　日本人の「死と宗教」を考える』新人物往来社，1995 年。
49. 藤井正雄『死と骨の習俗』双葉社，2000 年。
50. 保坂俊司『戒名と日本人』祥伝社，2006 年。
51. 養老孟司・齊藤磐根『脳と墓Ｉ』弘文堂，1992 年。
52. 安田睦彦『墓なんかいらない　愛すればこそ自然葬』悠飛社，1991 年。
53. 柳田国男『先祖の話』「定本柳田国男全集　第 10 巻」筑摩書房，1987 年。
54. 山折哲雄『死の民俗学　日本人の死生観と葬送儀礼』岩波書店，2002 年。
55. 山田慎也『現代日本の死と葬儀』東京大学出版会，2007 年。
56. 横田　睦『お墓博士とお墓と葬儀のお金の話』光文社，2003 年。
57. アリエス，F.（伊藤晃・成瀬駒男訳）『死の歴史』みすず書房，1983 年。
58. アリエス，F.（福井憲彦訳）『図説　死の文化史』日本エディタースクール出版部，1990 年。
59. ヴォヴェル・M.（池上俊一監修）『死の歴史』創元社，1996 年。

第 6 章

生命倫理

市野川容孝『生命倫理とは何か』平凡社，2002 年。
医療倫理Ｑ&Ａ刊行委員会（編）『医療倫理Ｑ&Ａ』（改訂版），太陽出版，2002 年。
小松奈美子『医療倫理の扉　生と死をめぐって』北樹出版，1998 年。
篠原駿一郎・波多江忠彦（編）『生と死の倫理学』ナカニシア出版，2002 年。
高橋祥友『生と死の振り子　生命倫理とは何か』日本評論社，2001 年。
田中伸尚『医療で死なないために』一葉社，1998 年。
間瀬啓允『生命倫理とエコロジー』玉川大学出版部，1998 年。
森岡正博『生命学の招待　バイオエシックスを超えて』勁草書房，1988 年。
森岡正博『生命観を問いなおす』筑摩書房，1994 年。

脳死

秋山暢夫『臓器移植をどう考えるのか　移植医が語る本音の現状』講談社，1991 年。
梅原　猛『脳死は死ではない』思文閣，1992 年。
梅原　猛『脳死は本当に人の死か』PHP 研究所，2000 年。

梅原　猛（編）『「脳死」と臓器移植』朝日出版社，1992 年。
NHK 脳死プロジェクト（編）『脳死移植』日本放送協会，1992 年。
太田和夫『臓器移植の現場から』羊土社，1999 年。
加藤尚武『脳死・クローン遺伝子治療　バイオエシックスの練習問題　』PHP 研究所，1999 年。
高知新聞社会部「脳死移植」取材班『脳死移植　いまこそ考えるべきこと』河出書房新社，2000 年。
小松美彦『死は共鳴する—脳死・臓器移植の深みへ—』勁草書房，1996 年。
小松美彦『脳死・臓器移植の本当の話』PHP 研究所，2004 年。
竹内一夫『脳死とは何か』講談社，1987 年。
立花　隆『脳死』中央公論社，1986 年。
立花　隆『脳死再論』中央公論社，1991 年。
立花　隆『脳死臨調批判』中央公論社，1994 年。
坪田一男『移植医療の最新科学』講談社，2000 年。
出口　顯『臓器は「商品」か』講談社，2001 年。
東大 PRC 企画委員会監修『脳死 Q&A』風濤社，1986 年。
中島みち『見えない死』文藝春秋社，1985 年。
中島みち『脳死と臓器移植』文藝春秋社，1985 年。
中村雄二郎『臨床の知とはなにか』岩波書店，1992 年。
中山太郎『脳死と臓器移植』サイマル出版社，1989 年。
波平恵美子『病と死の文化』朝日新聞社，1990 年。
波平恵美子『脳死・臓器移植・がん告知』福武書店，1990 年。
波平恵美子『日本人の死のかたち』朝日新聞社，2004 年。
波平恵美子『いのちの文化人類学』新潮社，1996 年。
水谷　弘『脳死論　生きることと死ぬことの意味』草思社，1986 年。
水谷　弘『脳死と生命』草思社，1988 年。
三井香兒『脳死がわかる本』日本メディカルセンター，1992 年。
町野　朔・秋葉悦子『脳死と臓器移植』（第三版）信山社，1999 年。
森岡正博『脳死の人　生命学の視点から』福武書店，1991 年。
鷲田小彌太『脳死論　人間と非人間の間』三一書房，1988 年。
米本昌平『バイオポリティクス』中央公論社，2006 年。

著者紹介（50 音順）

江川　晃（えがわ・あきら）　　第 2，3，4 章

1954 年　神奈川県に生まれる
1979 年　千葉大学園芸学部卒業
1980 年　千葉大学文学部哲学科聴講生
1990 年　日本大学大学院文学研究科哲学専攻博士後期課程満期退学
1993 年　日本大学文理学部講師（現在に至る）

主要著書・業績

『21 世紀の論理』（共著，八千代出版，2007 年）
『プラグマティズムと記号学』（共著，勁草書房，2002 年）
『科学哲学』（共著，北樹出版，2002 年）
『記号学大事典』（共著，柏書房，2002 年）
『21 世紀の哲学』（共著，八千代出版，2000 年）

嘉吉純夫（かよし・すみお）　　第 1 章

1952 年　東京に生まれる
1976 年　日本大学文理学部卒業
1981 年　日本大学大学院文学研究科博士後期課程（哲学専攻）満期退学
1998 年　日本大学文理学部教授（現在に至る）

主要著書・業績

『西洋思想の要諦周覧』（共編著，北樹出版，1994 年）
『西洋倫理思想史概説』（共著，北樹出版，1987 年）
『哲学者たちの考えたこと』（共編著，エルピス出版，1986 年）

葭田光三（よしだ・こうぞう）　　第 5，6 章

1943 年　静岡県に生まれる
1966 年　東京大学理学部卒業
1968 年　東京大学理学系大学院修士課程修了（人類学）
1984 年　医学博士（日本大学）
1994 年　日本大学教授
2011 年　日本大学を定年退職
現在　　日本大学文理学部非常勤講師

主要著書・業績

『自然と文化の人類学』（単著，八千代出版，2003 年）
『人類学用語事典』（共著，雄山閣出版，1997 年）
『解剖生理』（共著，医療システム研究所，1997 年）
『日本文化論への接近』（共著，日本大学，1994 年）
『新訂　人類学』（共著，八千代出版，1991 年）

生命倫理について考える

2010年3月30日　第1版第1刷発行　検印省略
2012年3月10日　第1版第3刷発行

著　者　江川　晃
嘉吉純夫
葭田光三

発行者　前野　弘

東京都新宿区早稲田鶴巻町533
発行所　株式会社　文眞堂
電話　03（3202）8480
FAX　03（3203）2638
http://www.bunshin-do.co.jp
郵便番号（162-0041）振替00120-2-96437

製作・モリモト印刷

定価はカバー裏に表示してあります
ISBN978-4-8309-4663-9　C3012

AN21 研究シリーズ

No. 1　**経済・生命・倫理**［増補版］　定価：本体 2000 円＋税

—ヒトと人の間(はざま)で—

大塚友美編著

21 世紀の基本課題を問う

生物である“ヒト”と万物の霊長である“人”の二面性を持つ人間は，種の存続をかけて，また，豊かな生活を求めて，経済を発展させてきた。この経済的営みによる自然への過重な負担が“ヒト”の存続を危うくしかねない今日，新たな経済観・生命観・倫理観の構築が“人”に求められている。21 世紀の基本課題を問う。

No. 2　Excel で学ぶ**情報処理**　定価：本体 2000 円＋税

大塚友美・谷口郁生編著

自然・社会・人文科学の代表的活用法が解る

コンピュータは様々な活用法のある便利な道具であるが，それだけに初学者は混乱をきたしかねない。本書は自然・社会・人文科学の各分野の代表的な用法を平易に紹介しているだけでなく，記載内容をたどることによりその活用法の基本を習得できるように工夫されている。本書を読み終える頃までには，科学的分析への理解を深めることができよう。

No. 3　**生命倫理について考える**　定価：本体 1650 円＋税

江川　晃・嘉吉純夫・葭田光三著

コトバとしての生命倫理から私たちの〈生命(いのち)の倫理へ〉

本書のねらいは，理念の空間をとらえどころなく浮遊する「生命倫理」の実体を掴み取り，私たちの生の大地に根づかせることにある。それは，医学に加えて人類学の知見をもプラスするという，本書独自の構想によってはじめて可能になった。これこそまさに〈文理融合〉の現実化である。

No. 4 **危機管理**―新たな疾病との戦い― 定価：本体 2000 円＋税

島方洸一編著

危機管理と文理融合型教養の重要性を提示

危機管理，すなわち不測の事態への対応には総合的な知識が必要である。本書では，今日，喫緊の課題である感染症対策を共通のテーマに，理系・社会系・文系の専門を異にする執筆陣が危機管理を論ずる。危機管理論を通して「文理融合型」教養の重要性を，読者に「目からウロコが落ちる」ように感得してもらおうとするユニークな書物である。